ANTONIO MANUEL

Acupresión simplificada para principiantes

Una guía de Autoayuda para dolencias comunes

First edition

This book was professionally typeset on Reedsy.
Find out more at reedsy.com

Dedicación

Este libro está dedicado a todos aquellos que han abrazado el arte de la acupresión como un camino hacia el bienestar y la vitalidad holísticos. Su curiosidad, dedicación y voluntad de explorar la sabiduría de las antiguas técnicas de curación han iluminado los caminos hacia el autodescubrimiento y el autocuidado.

Contents

Acknowledgement

Reconocimiento

Embarcarse en el viaje de crear "Acupresión simplificada" ha sido una experiencia satisfactoria e iluminadora, y con sincera gratitud reconozco a las personas cuyo apoyo y contribuciones han hecho posible este esfuerzo.

Extiendo mi más profundo agradecimiento a los profesionales, expertos y educadores que han compartido generosamente sus conocimientos y opiniones sobre el arte de la acupresión. Su experiencia ha allanado el camino para una guía completa y accesible que permite a los lectores aprovechar el potencial curativo de la acupresión en sus vidas.

Estoy agradecido por la dedicación y creatividad del equipo editorial, cuyos incansables esfuerzos han transformado la visión de "Acupresión simplificada" en una realidad. Su compromiso con la excelencia y la atención al detalle sin duda han enriquecido la calidad de este trabajo.

A mis amigos y familiares, su aliento, paciencia y fe inquebrantable en este proyecto han sido una fuente constante de inspiración. Su apoyo ha sido mi guía a lo largo de este viaje.

Por último, pero no menos importante, expreso mi sincero agradecimiento a los lectores de "Acupresión simplificada". Su curiosidad y voluntad de explorar este antiguo arte han dado propósito a estas palabras. Que este libro le sirva de compañero en su camino hacia la comprensión, la práctica y el beneficio de la profunda sabiduría de la acupresión.

Con todo mi agradecimiento,

[Antonio Manuel]

1

Capítulo 1

Introducción a la acupresión

Bienvenido a "Acupresión simplificada para principiantes", una guía completa diseñada para presentarle el antiguo arte de la acupresión. Como practicante experimentado en el campo del bienestar holístico, mi objetivo es brindarle el conocimiento y las técnicas necesarias para aprovechar el potencial curativo de la acupresión en su vida diaria.

En las páginas que siguen, nos embarcaremos en un viaje de descubrimiento, descubriendo los misterios de la acupresión y su profundo impacto en nuestro bienestar físico, mental y emocional. Basándose en años de experiencia e investigación, este libro resume los complejos principios de la acupresión en un formato fácil de usar, diseñado específicamente para principiantes.

La acupresión, un componente integral de la medicina tradicional oriental, se basa en la creencia de que el cuerpo posee vías innatas de energía conocidas como meridianos. Al aplicar una suave presión en puntos específicos a lo largo de estos meridianos, podemos estimular los mecanismos curativos naturales del cuerpo, fomentando la armonía y el equilibrio interior. A través de explicaciones sistemáticas, demostraciones prácticas y rutinas fáciles de seguir, adquirirá las habilidades necesarias para abordar dolencias comunes, aliviar el estrés y mejorar su calidad de vida en general.

Con un fuerte énfasis en la seguridad y la técnica adecuada, "Acupresión simplificada" lo guiará a través de conceptos fundamentales, incluida la identificación de puntos de acupuntura clave, técnicas de presión efectivas y precauciones esenciales. Ya sea que busque alivio del dolor crónico, relajación o simplemente sienta curiosidad por el potencial de la acupresión, este libro le servirá como su compañero de confianza en el camino hacia el bienestar.

Al embarcarse en este viaje transformador, recuerde que el dominio llega con la práctica. La constancia y la paciencia allanarán el camino para comprender las respuestas de su cuerpo y adaptar las rutinas de acupresión a sus necesidades únicas. Le animo a que se acerque a este libro con la mente abierta y la voluntad de explorar la sabiduría de una antigua tradición curativa.

Que las páginas siguientes le inspiren a adoptar la acupresión como una herramienta poderosa en su viaje de bienestar personal. Embarquémonos en este viaje de autodescubrimiento y empoderamiento, mientras aprendemos a desbloquear el potencial curativo innato dentro de nosotros a través del arte de la acupresión.

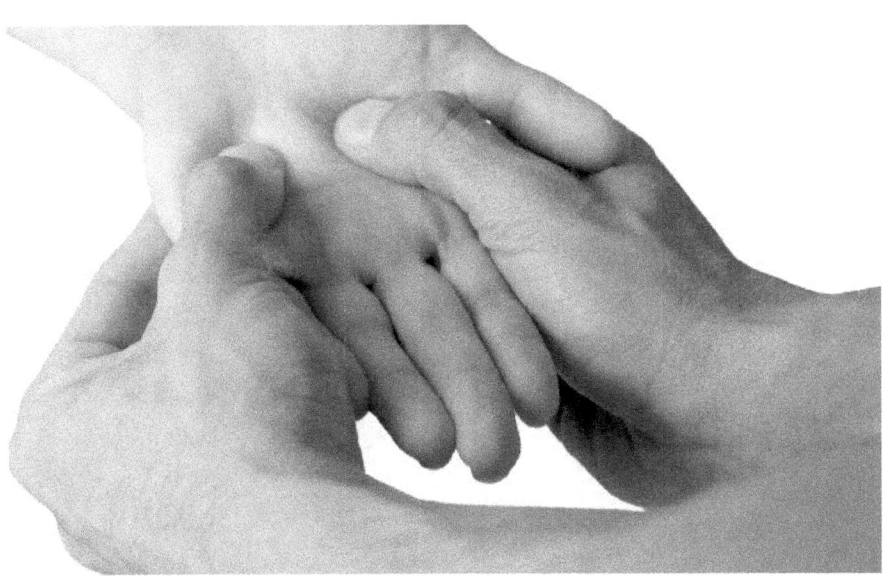

2

Capítulo 2

Beneficios de la acupresión

1. • Alivio del dolor: La capacidad de la acupresión para reducir el dolor es una de sus ventajas más conocidas. Al apuntar a puntos de presión específicos, la acupresión puede ayudar a aliviar los dolores de cabeza, de espalda, de articulaciones e incluso las molestias menstruales.

2. Reducción del estrés: Las técnicas de acupresión promueven la relajación y estimulan la liberación de endorfinas, las hormonas naturales del cuerpo que hacen sentir bien. Esto puede ayudar a reducir el estrés, la ansiedad y la tensión, promoviendo una sensación de calma y bienestar.

3. Circulación mejorada: Aplicar presión en ciertos puntos mejora la circulación sanguínea, facilitando el suministro eficiente de nutrientes y oxígeno a las células al tiempo que ayuda en la eliminación de productos de desecho. Esto puede promover una piel más sana, una mejor digestión y una mejor función general de los órganos.

4. Calidad del sueño mejorada: Se ha demostrado que la práctica regular de acupresión mejora los patrones de sueño y ayuda con el insomnio. Al centrarse en puntos de acupuntura específicos relacionados con la relajación, las personas suelen experimentar un sueño más profundo y reparador.

5. Sistema inmunológico reforzado: Estimular puntos de acupuntura específicos puede ayudar a fortalecer la respuesta del sistema inmunológico, haciendo que el cuerpo sea más resistente contra enfermedades e infecciones.

6. Bienestar Emocional: La acupresión puede tener un impacto positivo en la salud emocional. Puede ayudar a reducir los sentimientos de depresión, ansiedad e irritabilidad al promover la liberación de neurotransmisores que regulan el estado de ánimo.

7. Salud Digestiva: Las técnicas de acupresión pueden ayudar a mejorar la digestión y aliviar los síntomas del malestar gastrointestinal. Al centrarse en determinados puntos, las personas pueden encontrar alivio a problemas como la hinchazón, el estreñimiento y la indigestión.

8. Equilibrio energético: La acupresión tiene como objetivo equilibrar el flujo de energía (o Qi) dentro del cuerpo. Cuando la energía fluye sin problemas, las personas pueden experimentar una mayor vitalidad y una sensación de bienestar general.

9. Alivio del dolor de cabeza y la migraña: La acupresión puede aliviar los dolores de cabeza tensionales y las migrañas al apuntar a los puntos de presión que ayudan a relajar los músculos, reducir la inflamación y aliviar el dolor.

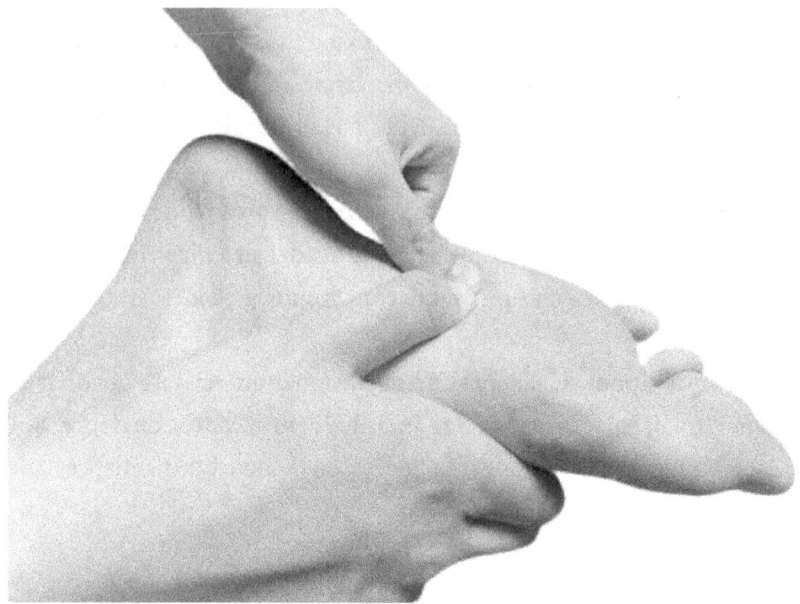

10. Relajación muscular: Aplicar presión en puntos específicos puede ayudar a relajar los músculos tensos y reducir la rigidez muscular. Esto es particularmente beneficioso para quienes experimentan tensión muscular debido al estrés o la actividad física.

11. Alivio de las alergias: Se cree que algunos puntos de acupuntura ayudan a aliviar los síntomas de las alergias al reducir la inflamación, calmar la respuesta inmune y aliviar la congestión.

12. Mejora de la postura: Las técnicas de acupresión pueden fomentar una mejor postura al apuntar a puntos que liberan la tensión en los músculos responsables de mantener la alineación adecuada.

Recuerde que si bien la acupresión ofrece numerosos beneficios, es importante abordarla como una terapia complementaria y no como un reemplazo del asesoramiento y tratamiento médico profesional. Si es nuevo en la acupresión, consultar a un profesional calificado o a un proveedor de atención médica puede ayudarlo a utilizar las técnicas de manera segura y efectiva.

Cómo funciona la acupresión

La acupresión se basa en los principios de la medicina tradicional china, que considera el cuerpo como un sistema complejo de vías energéticas conocidas como meridianos. Estos meridianos facilitan el flujo de energía vital, o "Qi", por todo el cuerpo. La acupresión funciona manipulando puntos específicos a lo largo de estos meridianos para equilibrar el flujo de Qi y promover el bienestar general.

Así es como funciona la acupresión:

1. Meridianos y flujo de Qi: Según la medicina tradicional china, cuando el Qi fluye suavemente a lo largo de los meridianos, el cuerpo se encuentra en un estado de equilibrio y salud. Cualquier interrupción o bloqueo en el flujo de Qi puede provocar desequilibrios y problemas de salud físicos, emocionales o mentales.

2. Puntos de acupuntura: Los puntos de acupuntura son puntos específicos ubicados a lo largo de los meridianos donde se puede acceder y manipular el Qi. Se cree que estos puntos son áreas concentradas de energía que corresponden a diversos órganos, sistemas y funciones del cuerpo.

3. Estimulación por presión: Aplicar presión sobre los puntos de acupuntura con los dedos, pulgares u otras herramientas estimula

las terminaciones nerviosas y estimula el flujo de Qi. Esta presión desencadena la liberación de endorfinas, que son sustancias químicas naturales que alivian el dolor y mejoran el estado de ánimo.

4. Restaurar el equilibrio: Al estimular los puntos de acupuntura, la acupresión tiene como objetivo restaurar el flujo adecuado de Qi dentro de los meridianos. Esto puede ayudar a aliviar el dolor, reducir la tensión y promover la capacidad natural del cuerpo para curarse a sí mismo.

5. Regulación de la Energía: La acupresión puede ayudar a regular el equilibrio de energía dentro del cuerpo. Si hay un exceso de energía en una zona o una deficiencia en otra, estimular puntos de acupuntura específicos puede ayudar a redistribuir y armonizar el flujo de energía.

6. Enfoque holístico: La acupresión adopta un enfoque holístico para la curación, considerando no sólo los síntomas físicos sino también los aspectos emocionales y mentales de la salud. Se reconoce la interconexión de los sistemas del cuerpo y la acupresión tiene como objetivo abordar los desequilibrios en múltiples niveles.

7. Trato personalizado: La acupresión se puede personalizar según las condiciones individuales. Diferentes puntos de acupuntura están dirigidos a diversos problemas, lo que permite a los profesionales adaptar los tratamientos a dolencias u objetivos específicos.

8. Potencial de autocuración: La acupresión permite a las personas desempeñar un papel activo en su salud proporcionándoles herramientas para estimular sus propios puntos de acupresión. La práctica regular puede promover una sensación de autoconciencia y control sobre su bienestar.

Es importante tener en cuenta que, si bien la acupresión puede ofrecer muchos beneficios, no reemplaza el tratamiento médico. Se considera una terapia complementaria que puede funcionar en conjunto con los enfoques médicos tradicionales. Antes de incorporar la acupresión a su rutina de bienestar, es recomendable consultar a un médico calificado, especialmente si tiene problemas o problemas de salud subyacentes.

Capitulo 3

Comprender los puntos clave de acupresión

Conceptos básicos de la acupresión

Ciertamente, estos son los conceptos básicos que necesita saber antes de comenzar con la acupresión:

1. Puntos de acupuntura: Los puntos de acupuntura son lugares específicos del cuerpo donde se aplica la acupresión. Estos puntos suelen estar situados a lo largo de los meridianos, las vías de energía del cuerpo. Cada punto tiene su propia finalidad terapéutica y puede utilizarse para abordar diversas dolencias.

2. Localización de puntos de acupuntura: Los puntos de acupuntura suelen encontrarse en pequeñas depresiones, zonas sensibles o lugares donde hay un cambio de sensación. Los materiales de referencia, cuadros o guías pueden ayudarle a localizar con precisión estos puntos.

3. Presión: La acupresión implica aplicar una presión firme pero suave en los puntos de acupuntura seleccionados. Utilice los dedos, pulgares u otras herramientas para ejercer presión. La presión debe ser suficiente para sentir una sensación, pero no tan fuerte como para causar malestar o dolor.

4. Duración: Mantenga la presión en cada punto de acupuntura durante aproximadamente 30 segundos a 2 minutos. Puedes aumentar gradualmente la presión a medida que te sientas más cómodo con la técnica.

5. Respiración: Mientras aplicas presión, concéntrate en tu respiración. Respirar lenta y profundamente puede ayudarle a relajarse y mejorar la eficacia de la acupresión.

6. Posición del cuerpo: Siéntese o acuéstese en una posición cómoda mientras realiza la acupresión. Esto le ayuda a relajarse y le permite acceder fácilmente a los puntos de acupuntura.

7. Frecuencia: La coherencia es clave. Practicar la acupresión con regularidad puede conducir a mejores resultados. Puedes incorporarlo a tu rutina diaria o utilizarlo según sea necesario para inquietudes específicas.

8. Seguridad: La acupresión es generalmente segura, pero es importante tener en cuenta ciertos puntos que están contraindicados durante el embarazo o para determinadas afecciones médicas. Si tiene algún problema de salud, consulte a un profesional de la salud antes de comenzar con la acupresión.

9. Comience lentamente: Si eres nuevo en la acupresión, comienza con los puntos y técnicas básicos. A medida que adquiera experiencia y confianza, podrá explorar puntos y métodos más avanzados.

10. Escuche a su cuerpo: Preste atención a cómo responde su cuerpo a la acupresión. Si un punto se siente particularmente sensible o incómodo, puede ajustar la presión o pasar a otro punto.

11. Enfoque complementario: La acupresión es una terapia complementaria y no debe sustituir el tratamiento médico. Si tiene una condición médica o está tomando medicamentos, consulte a su proveedor de atención médica antes de usar acupresión.

12. Recursos de aprendizaje: Los libros, vídeos en línea y tutoriales pueden proporcionar orientación detallada sobre técnicas de acupresión y ubicación de puntos. Considere aprender de fuentes confiables para garantizar una práctica precisa.

Recuerde que, si bien la acupresión puede brindar muchos beneficios, puede llevar tiempo ver los resultados. La constancia y la paciencia son importantes al explorar esta antigua técnica de curación. Si no está seguro acerca de algún aspecto de la acupresión, considere buscar orientación de un practicante de acupresión calificado o de un profesional de la salud.

Localizar puntos de acupuntura en el cuerpo.

Localizar puntos de acupuntura en el cuerpo puede parecer complejo, pero con un poco de orientación se vuelve más fácil. He aquí un enfoque básico para ayudarle a localizar los puntos de acupuntura:

1. Materiales de referencia: Las tablas, diagramas o libros de acupresión son recursos valiosos. Estos recursos suelen mostrar la ubicación de los puntos de acupuntura en el cuerpo, a menudo mediante ilustraciones o fotografías.

2. Vías de los meridianos: Los puntos de acupuntura suelen encontrarse a lo largo de los meridianos, que son vías de energía que recorren todo el cuerpo. Cada meridiano está conectado con diferentes órganos y funciones. Comprender las vías puede ayudarle a delimitar el área donde se encuentra un punto de acupuntura.

3. Puntos de referencia: Los puntos de acupuntura suelen estar situados en relación con puntos de referencia anatómicos como huesos, músculos y articulaciones. Estos puntos de referencia pueden ayudarle a identificar el área general donde se encuentra un punto de acupuntura.

4. Puntos sensibles: Muchos puntos de acupuntura pueden identificarse por su sensibilidad o sensibilidad. Cuando presiona un punto de acupuntura, puede sentir una ligera molestia o sensación de energía. Esta sensibilidad puede ayudarte a confirmar que has localizado el punto correcto.

5. Líneas divisorias: Algunos puntos de acupuntura se encuentran en fracciones o distancias específicas a lo largo de segmentos del cuerpo. Por ejemplo, puede encontrar un punto a medio camino entre la muñeca y el codo en la parte interna del antebrazo.

6. Proximidad a las Juntas: Algunos puntos de acupuntura están situados cerca de las articulaciones, como las muñecas, los codos y las rodillas. Pueden encontrarse en las depresiones o pliegues cerca de estas articulaciones.

7. Palpación: Explore suavemente el área alrededor del punto de acupuntura sospechoso con los dedos. Es posible que notes una sutil diferencia en la sensación o la sensibilidad cuando presionas el punto correcto.

8. Sensibilidad: Si tienes un problema específico, como dolor o malestar, presta atención a las zonas donde sientes la sensación. Estas áreas podrían corresponder a puntos de acupuntura que podrían brindar alivio.

9. Practica: Localizar puntos de acupuntura puede requerir práctica. A medida que se familiarice con los puntos y sus ubicaciones, ganará confianza para identificarlos.

10. Orientación: Si no está seguro, busque la orientación de un practicante de acupresión calificado o de una persona con conocimientos y experiencia en acupresión. Pueden brindarle instrucción práctica y ayudarlo a localizar los puntos de acupuntura con precisión.

Recuerde, la precisión en la localización de los puntos de acupuntura es importante para una acupresión eficaz. Tómese su tiempo, tenga paciencia y consulte recursos confiables para mejorar su comprensión de la ubicación de los puntos de acupuntura.

Puntos de acupuntura comunes y sus funciones.

Ciertamente, aquí hay algunos puntos de acupuntura comunes y sus funciones asociadas:

1. **LI4 (Hegu):**Ubicado en el dorso de la mano, entre el pulgar y el índice. Este punto es conocido por aliviar el dolor, especialmente el de cabeza y el de muelas. También se utiliza para estimular el sistema inmunológico y aliviar los síntomas del resfriado.

2. **ST36 (Zusanli):** Se encuentra en la parte inferior de la pierna, aproximadamente cuatro dedos debajo de la rótula. ST36 es conocido por aumentar la energía, mejorar la digestión y fortalecer la vitalidad general del cuerpo.

3. **PC6 (Neiguan):** Situado en la parte interna del antebrazo, aproximadamente dos pulgadas por encima del pliegue de la muñeca. PC6 se utiliza para aliviar las náuseas, el mareo, la ansiedad y el estrés. También es un punto de calma para la mente.

4.**SP6 (Sanyinjiao):** Ubicado en la parte interna de la pierna, aproximadamente cuatro dedos por encima del hueso del tobillo. SP6 se utiliza para las molestias menstruales, los problemas digestivos, el insomnio y el equilibrio energético general.

5. LV3 (Taichong): Se encuentra en el pie, entre el dedo gordo y el segundo dedo. LV3 es conocido por su capacidad para aliviar los dolores de cabeza, aliviar la fatiga visual y regular las emociones.

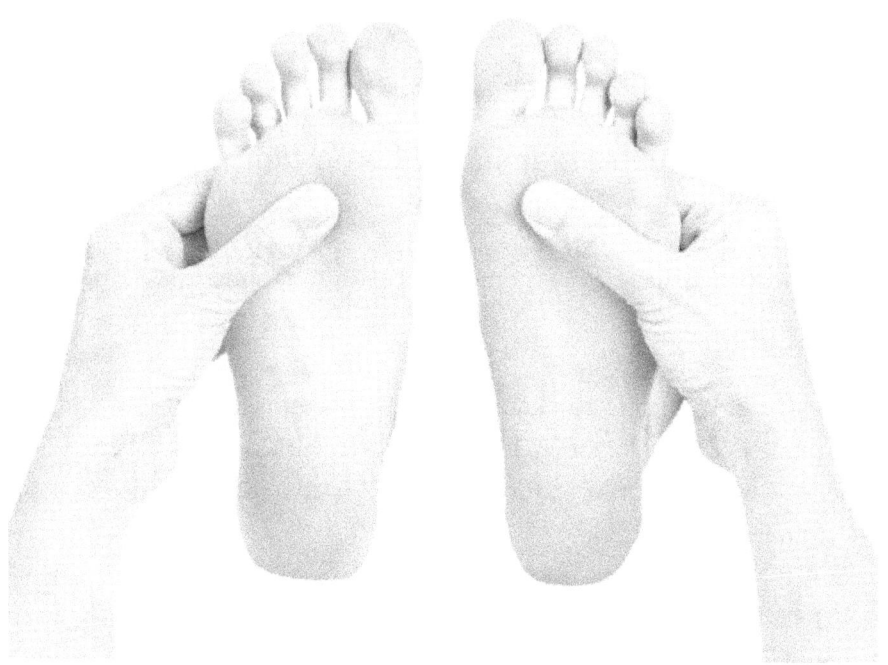

6. GV20 (Baihui): Situado en la parte superior de la cabeza, en el centro. GV20 se considera un punto calmante que puede ayudar con el estrés, la ansiedad y la claridad mental.

7. CV17 (Danzhong): Situado en el centro del tórax, a la altura del cuarto espacio intercostal. CV17 se utiliza para aliviar la congestión del pecho, los desequilibrios emocionales y mejorar la función pulmonar.

8. KD3 (Taixi): Se encuentra en la parte interna del tobillo, entre el tendón de Aquiles y el hueso del tobillo. KD3 se asocia con la salud de los riñones, equilibra la retención de líquidos y respalda la vitalidad general.

9.GB20 (Fengchi): Situado en la parte posterior del cuello, en los huecos a ambos lados de la columna. GB20 se utiliza para aliviar los dolores de cabeza, la tensión del cuello y promover la relajación.

10. LI11 (Quchi): Ubicado en el extremo exterior del pliegue del codo. LI11 se utiliza para eliminar el calor y las toxinas del cuerpo, aliviar las afecciones de la piel y apoyar el sistema inmunológico.

Estos son sólo algunos ejemplos de puntos de acupuntura comunes y sus funciones. Tenga en cuenta que los efectos de la acupresión pueden variar de persona a persona y es importante consultar fuentes confiables o un profesional calificado para garantizar el uso preciso de estos puntos para sus necesidades específicas.

4

Capítulo 4

Preparándose para la acupresión

Creando un ambiente relajante

C rear un ambiente relajante para la acupresión puede mejorar su efectividad y su experiencia general. A continuación se explica cómo preparar el escenario para una atmósfera calmante y relajante:

1. Elige un espacio tranquilo: Encuentre una habitación o área tranquila donde pueda practicar la acupresión sin distracciones ni interrupciones.

2. Iluminación tenue: Una iluminación suave y tenue puede ayudar a crear un ambiente relajante. Utiliza lámparas o velas con tonos cálidos para crear un ambiente tranquilo.

3. Asientos cómodos: Prepare una silla, un cojín o una colchoneta cómodos para sentarse o recostarse durante la sesión de acupresión.

4. Música relajante: Reproduzca música suave y relajante de fondo para ayudarle a relajarse. Los sonidos de la naturaleza, las melodías instrumentales o las pistas ambientales pueden ser excelentes opciones.

5. Aromaterapia: Utilice aceites esenciales o velas aromáticas con aromas calmantes como lavanda, manzanilla o sándalo para promover la relajación.

6. Espacio ordenado: Elimine cualquier desorden o distracción del área para crear un ambiente limpio y tranquilo.

7. Temperatura confortable: Asegúrese de que la habitación esté a una temperatura agradable. Tenga una manta o un chal cerca en caso de que sienta frío.

8. Ropa transpirable: Use ropa holgada y cómoda que no restrinja su movimiento ni impida su capacidad para acceder a los puntos de acupuntura.

9. Desenchufe: Apague los dispositivos electrónicos, ponga su teléfono en modo silencioso y desconéctese de las notificaciones para sumergirse por completo en la experiencia de relajación.

10. Presencia consciente: Deje de lado cualquier preocupación o distracción. Centra tu atención en el momento presente y tu intención de practicar la acupresión para relajarte.

11. Té calmante: Prepare una taza de té de hierbas, como manzanilla o menta, para beber antes o después de su sesión de acupresión.

12. Meditación guiada: Considere comenzar o finalizar su sesión de acupresión con una breve meditación guiada para mejorar aún más la relajación.

13. Ejercicios de respiración: Incorpora ejercicios de respiración profunda para ayudarte a relajarte y preparar tu cuerpo para la acupresión.

14. Tiempo para ti mismo: Tómate el tiempo que necesites sin sentirte apurado. Reserva un tiempo específico para tu práctica de acupresión en el que no te interrumpan.

Recuerde, el objetivo es crear un ambiente que favorezca su relajación y bienestar. Siéntete libre de personalizar el espacio según tus preferencias y necesidades. Al diseñar un entorno tranquilo, podrás disfrutar plenamente de los beneficios de la acupresión y aprovechar al máximo tu práctica.

Postura y posicionamiento corporal adecuados

Mantener una postura y posicionamiento corporal adecuados durante la acupresión es esencial para la comodidad, la eficacia y la seguridad. A continuación le indicamos cómo asegurarse de tener la postura y el posicionamiento correctos:

1. Siéntate o acuéstate cómodamente: Elija una posición cómoda para sentarse o recuéstese sobre una colchoneta o un cojín. El objetivo es estar relajado pero no encorvado.

2. Apoye su espalda: Si está sentado, utilice un cojín o almohada para apoyar la zona lumbar. Esto ayuda a mantener la curva natural de la columna.

3. Alinee su columna vertebral: Ya sea sentado o acostado, asegúrese de que su columna esté alineada desde la cabeza hasta el coxis. Evite encorvarse o arquear demasiado la espalda.

4. Relaja tus hombros: Deja que tus hombros caigan naturalmente y evita tensarlos. Puedes girar suavemente los hombros unas cuantas veces para liberar la tensión.

5. Posición de la cabeza: Mantenga la cabeza alineada con la columna. Evite inclinar la cabeza demasiado hacia adelante o hacia atrás.

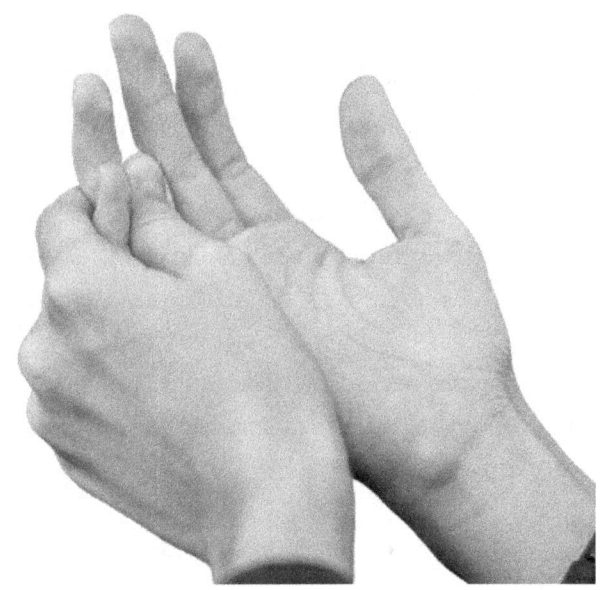

6. Posición del cuello: Permita que su cuello esté en una posición neutral. Evite esforzarse o mirar hacia abajo excesivamente.

7. Posicionamiento de brazos y manos: Si está sentado, deje que sus brazos descansen cómodamente sobre su regazo o un cojín. Si está acostado, mantenga los brazos a los costados o coloque las manos sobre el abdomen.

8. Posicionamiento de las piernas: Si está sentado, coloque los pies apoyados en el suelo con las rodillas al nivel de las caderas o ligeramente más abajo. Si está acostado, mantenga las piernas relajadas y sin cruzar.

9. Relaja tus caderas: Asegúrese de que sus caderas estén relajadas y no tensas. Para aliviar el estrés, mueva suavemente las caderas de lado a lado.

10. Respiración: Practica la respiración lenta y profunda para ayudarte a relajarte y permanecer presente durante tu sesión de acupresión. Inhale profundamente por la nariz y exhale lentamente por la boca.

11. Usa Cojines: Si es necesario, use cojines, almohadones o mantas dobladas para sostener su cuerpo en posiciones cómodas.

12. Modifique según sea necesario: Si siente molestias o tensión, no dude en ajustar su postura. Su comodidad es clave para una sesión de acupresión exitosa.

13. Controles periódicos: Durante su práctica, controle periódicamente su cuerpo para asegurarse de mantener una postura cómoda. Realice los ajustes necesarios.

14. Sea consciente: A lo largo de la sesión, tenga en cuenta cualquier área de tensión o malestar. Utilice la acupresión para liberar la tensión y promover la relajación.

La postura y el posicionamiento adecuados no sólo mejoran la eficacia de la acupresión, sino que también contribuyen a su comodidad y bienestar general. Recuerde que el cuerpo de cada persona es diferente, así que siéntase libre de modificar su posición según sea necesario para encontrar la que funcione mejor para usted.

Técnicas de respiración y relajación mejorada.

El uso de técnicas de respiración adecuadas puede mejorar significativamente la relajación durante las sesiones de acupresión. A continuación se muestran algunas técnicas que le ayudarán a alcanzar un estado de relajación profunda a través de la respiración concentrada:

1. Respiración profunda del vientre: Comienza colocando una mano sobre tu pecho y la otra sobre tu abdomen. Inhala profundamente por la nariz, permitiendo que tu abdomen se expanda. Exhale lentamente por la boca y sienta que el abdomen se contrae suavemente. Concéntrate en hacer que tu barriga suba y baje con cada respiración.

2. Respiración contada: Inhale profundamente contando hasta cuatro, contenga la respiración contando hasta cuatro y luego exhale lentamente contando hasta seis. La exhalación más prolongada fomenta la relajación al activar la respuesta de relajación del cuerpo.

3. Respiración guiada: Imagine un escenario tranquilo y pacífico, como una playa serena o un bosque tranquilo. Mientras inhala, visualice cómo aspira energía positiva y relajación. Al exhalar, libera cualquier tensión o estrés.

4. 4-7-8 Respiración: Inhale por la nariz contando hasta cuatro. Aguante la respiración mientras cuenta hasta siete. Exhale lentamente por la boca contando hasta ocho. Repita este ciclo varias veces, extendiendo gradualmente la cuenta a medida que se sienta más cómodo.

5. Respiración alternativa por las fosas nasales: Cierre suavemente una fosa nasal con el pulgar e inhale profundamente por la otra fosa nasal. Cierra esa fosa nasal con el dedo anular, suelta el pulgar y exhala por la otra fosa nasal. Repita, alternando fosas nasales con cada respiración.

6. Aliento del Océano (Aliento Ujjayi): Inhala y exhala profundamente por la nariz, creando un sonido suave similar a las olas del océano. Esta respiración rítmica puede ayudar a calmar la mente y promover la relajación.

7. Relajación progresiva: Combina la respiración profunda con una relajación muscular progresiva. Inhale mientras tensa un grupo de músculos específico y exhale mientras libera y relaja ese grupo de músculos. Muévete por tu cuerpo, liberando la tensión de la cabeza a los pies.

8. Respiración con suspiro: Respire profundamente por la nariz y luego exhale con un suspiro por la boca. Esta exhalación audible puede ayudar a liberar la tensión y promover una sensación de dejarse ir.

9. Respiración cuadrada: Inhale profundamente mientras cuenta hasta cuatro, sostenga durante cuatro, exhale durante cuatro y luego haga una pausa durante cuatro antes de comenzar el siguiente ciclo. Imagínese trazar el contorno de un cuadrado con la respiración.

10. Concéntrate en la exhalación: Coloque su atención principal en sus exhalaciones. Con cada exhalación, visualiza el estrés y la tensión abandonando tu cuerpo, permitiéndote relajarte y centrarte más.

Elija una técnica de respiración que resuene con usted y practíquela antes, durante o después de su sesión de acupresión. Estas técnicas pueden ayudar a crear una sensación de calma, centrado y relajación mejorada, amplificando los beneficios de la acupresión.

5

Capítulo 5

Técnicas básicas de acupresión

Técnica de presión con los dedos

La técnica de presión con los dedos es un método de acupresión fundamental que consiste en aplicar una presión firme pero suave en puntos de acupuntura específicos con los dedos. Esta técnica se utiliza comúnmente para estimular el flujo de energía y promover la relajación. A continuación se explica cómo realizar la técnica de presión con los dedos:

1. Elige un punto de acupuntura: Seleccione el punto de acupuntura en el que desea trabajar. Puede consultar tablas o guías de acupresión para localizar el punto adecuado.

2. Posicionamiento: Siéntate o acuéstate cómodamente en una postura relajada. Asegúrese de tener las manos limpias y las uñas recortadas para evitar molestias.

3. Usa tus dedos: Utilice el pulgar, el índice o el dedo medio para aplicar presión. Comience con el pulgar si es nuevo en la acupresión, ya que proporciona una superficie más amplia para la presión.

4. Aplique presión: Coloque el dedo elegido sobre el punto de acupuntura con una presión suave pero firme. Deberías sentir una sensación, pero no debería ser dolorosa. La presión debe ser constante, sin sacudidas ni pinchazos.

5. Movimiento circular: Una vez que hayas aplicado presión, utiliza pequeños movimientos circulares para masajear el punto. También puedes experimentar con movimientos suaves de golpeteo o balanceo.

6. Duración: Mantenga la presión y realice movimientos circulares durante aproximadamente 30 segundos a 2 minutos. La duración puede variar según su nivel de comodidad y la sensibilidad del punto.

7. Respira: Mientras trabajas en el punto de acupuntura, concéntrate en tu respiración. Respire lenta y profundamente para mejorar la relajación y el flujo de energía.

8. Presionar gradualmente: Puedes aumentar gradualmente la presión a medida que te sientas más cómodo con la técnica. Preste la atención adecuada a la respuesta de su cuerpo y ajústelo en consecuencia.

9. Atención plena: Mientras aplica presión, tenga en cuenta cualquier sensación, cambio o relajación que esté experimentando. Esto le ayuda a conectarse con los efectos de la acupresión.

10. Lanzamiento: Después del tiempo asignado, libere la presión gradualmente. Tómate un tiempo para reflexionar sobre cualquier cambio en tu estado de ánimo.

11. Descanse y muévase: Permita un breve descanso antes de pasar al siguiente punto. Puede practicar la presión con los dedos en un punto o moverse a través de una secuencia de puntos.

Recuerde que la acupresión no debería ser dolorosa. Si sientes molestias o dolor, ajusta la presión o suspende la técnica en ese punto en particular. La práctica regular de la técnica de presión con los dedos puede ayudarle a estar más en sintonía con las respuestas de su cuerpo y experimentar los beneficios de la acupresión con el tiempo.

Técnica de movimiento circular

La técnica del movimiento circular es un método suave y eficaz que se utiliza en acupresión para estimular el flujo de energía y promover la relajación en puntos de acupresión específicos. A continuación se explica cómo realizar la técnica del movimiento circular:

1. Seleccione un punto de acupuntura: Elija el punto de acupuntura en el que desea trabajar. Consulte una tabla o guía de acupresión para localizar el punto apropiado.

2. Posicionamiento: Siéntese o acuéstese en una posición cómoda, asegurándose de que su cuerpo esté relajado y su respiración sea constante.

3. Posición de los dedos: Coloque el pulgar, el índice o el dedo medio directamente sobre el punto de acupuntura elegido. Utilice el dedo que le resulte más cómodo y que proporcione la cantidad adecuada de presión.

4. Aplique una presión suave: Presione suavemente el punto de acupuntura con el dedo elegido. La presión debe ser lo suficientemente firme como para sentir el punto, pero no tan fuerte como para causar molestias o dolor.

5. Comience el movimiento circular: Comience a mover el dedo con un pequeño movimiento circular en el sentido de las agujas del reloj sobre el punto de acupuntura. El diámetro del círculo puede ser de entre media pulgada y una pulgada, dependiendo del tamaño del punto.

6. Lento y Relajante: Mantenga el movimiento circular lento y constante. El objetivo es crear un movimiento calmante y relajante que ayude a liberar tensión y activar el punto de acupuntura.

7. Manténgase consciente: Mientras realiza el movimiento circular, tenga en cuenta las sensaciones que está experimentando. Preste atención a cualquier cambio en cómo se siente el punto o cómo responde su cuerpo.

8. Duración: Continúe el movimiento circular durante aproximadamente 30 segundos a 2 minutos en cada punto de acupuntura. Puede ajustar la duración según su nivel de comodidad y la sensibilidad del punto.

9. Respiración: Mantenga una respiración lenta y profunda durante todo el movimiento circular. Inhala mientras mueves el dedo en una dirección y exhala mientras lo mueves en la otra.

10. Suelte lentamente: Reduzca gradualmente la presión y detenga el movimiento circular. Tómate un momento para notar cualquier cambio en cómo te sientes después de trabajar en el punto de acupuntura.

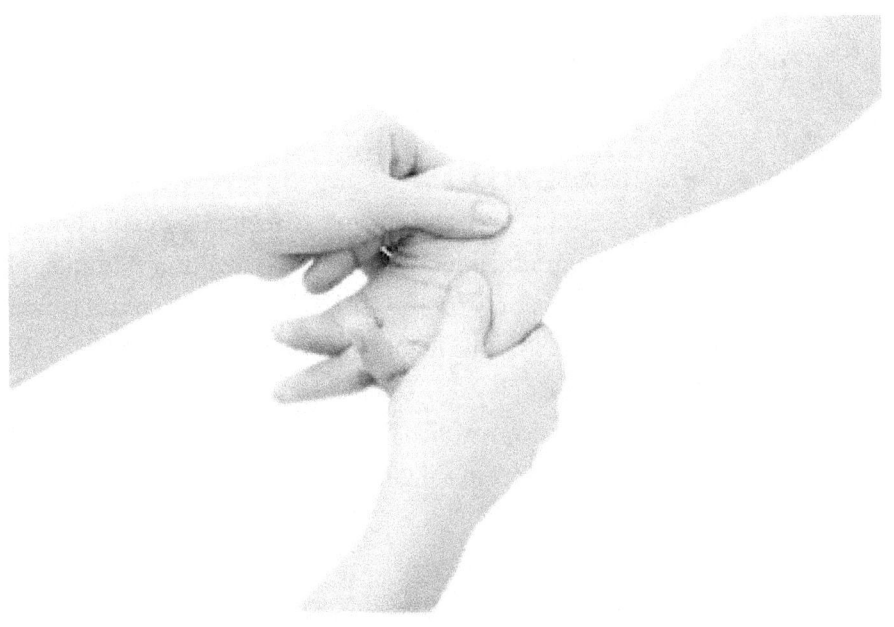

11. Descanso entre puntos: Permita un breve descanso antes de pasar a otro punto de acupuntura, si lo desea. Puedes trabajar en un punto a la vez o seguir una secuencia.

12. Variaciones: Experimente con el tamaño del círculo, la velocidad del movimiento y la presión aplicada para encontrar lo que le resulte más efectivo y cómodo.

La técnica del movimiento circular es una forma suave de interactuar con la acupresión y puede ser una adición relajante a su rutina de relajación. La práctica regular puede ayudarle a experimentar los beneficios de la acupresión y crear una conexión más profunda con el flujo de energía de su cuerpo.

Mantener y liberar presión

Mantener y liberar la presión es una técnica simple pero efectiva en acupresión. Implica aplicar una presión firme sobre un punto de acupuntura específico y luego soltarlo gradualmente. Esta técnica ayuda a estimular el flujo de energía, aliviar la tensión y promover la relajación. A continuación se explica cómo realizar la técnica de mantener y liberar presión:

1. Seleccione un punto de acupuntura: Elija el punto de acupuntura en el que desea trabajar. Consulte una tabla o guía de acupresión para localizar el punto apropiado.

2. Posicionamiento: Siéntate o acuéstate en una posición cómoda. Asegúrese de que su cuerpo esté relajado y su respiración sea constante.

3. Posición de los dedos: Coloque el pulgar, el índice o el dedo medio directamente sobre el punto de acupuntura elegido. Utilice el dedo que le resulte más cómodo y que proporcione la cantidad adecuada de presión.

4. Aplique presión firme: Presione suave pero firmemente el punto de acupuntura con el dedo elegido. La presión debe ser lo suficientemente fuerte como para sentir el punto, pero no tan intensa como para causar molestias o dolor.

5. Mantenga la presión: Mantenga la presión constante sobre el punto de acupuntura durante un período designado. Puedes comenzar con 30 segundos y ampliar gradualmente el tiempo a medida que te acostumbres más a la técnica.

6. Conciencia consciente: Mientras mantienes la presión, presta atención a cualquier sensación, cambio o relajación que experimentes en el área del punto de acupuntura.

7. Respira: Mantenga una respiración lenta y profunda mientras mantiene la presión. Inhala mientras presionas hacia abajo y exhala mientras sueltas.

8. Libere gradualmente: Después del tiempo designado, libere gradualmente la presión sobre el punto de acupuntura. Sienta la sensación a medida que se libera la presión.

9. Observar los cambios: Tómate un momento para observar cualquier cambio en cómo te sientes después de liberar la presión. Muchas personas afirman sentir una sensación de relajación o una mayor sensación de bienestar.

10. Descanse y muévase: Permita un breve descanso antes de pasar a otro punto de acupuntura, si lo desea. Puedes trabajar en varios puntos durante una sesión o concentrarte en uno a la vez.

11. Variaciones: Experimente con la intensidad y duración de la presión para encontrar lo que le resulte más efectivo y cómodo.

Mantener y liberar presión es una técnica que puede integrarse fácilmente en su rutina diaria. Al aplicar constantemente esta técnica a puntos de acupuntura específicos, puede mejorar su relajación general, reducir la tensión y promover una mayor sensación de equilibrio en el flujo de energía de su cuerpo.

Capítulo 6

Dolencias comunes y soluciones de acupresión

Dolencias comunes y soluciones de acupresión.

Dolor de cabeza

Profundicemos en los dolores de cabeza, incluidos sus tipos, causas, desencadenantes y cómo se puede utilizar la acupresión para aliviar los síntomas del dolor de cabeza.

Dolores de cabeza: descripción general

El dolor de cabeza es una afección frecuente que provoca dolor o malestar en la parte superior del cuello o la cabeza.

Puede variar en intensidad, duración y ubicación, y puede ir acompañado de otros síntomas como sensibilidad a la luz, náuseas y fatiga. Los dolores de cabeza son una de las dolencias médicas más frecuentes y afectan a personas de todas las edades.

Tipos de dolores de cabeza

1. Los dolores de cabeza tensionales son el tipo de dolor de cabeza más frecuente.
Por lo general, causan un dolor sordo y doloroso que se siente como una banda apretada alrededor de la cabeza. Los dolores de cabeza tensionales pueden ser desencadenados por estrés, malas posturas, tensión muscular y falta de sueño.

2. Migrañas: Las migrañas se caracterizan por un dolor intenso, punzante o pulsante, a menudo en un lado de la cabeza. Pueden ir acompañadas de sensibilidad a la luz, el sonido y los olores, así como de náuseas y vómitos. Las migrañas pueden ser provocadas por cambios hormonales, ciertos alimentos, estrés y factores ambientales.

3. Dolores de cabeza en racimos: Se trata de dolores de cabeza intensos e insoportables que se presentan en racimos o grupos. Suelen afectar a un lado de la cabeza y suelen ir acompañados de síntomas como enrojecimiento y lagrimeo, congestión nasal e inquietud.

4. Dolores de cabeza sinusales: Los dolores de cabeza sinusales a menudo se confunden con migrañas o dolores de cabeza tensionales. Resultan de la inflamación de las cavidades sinusales y suelen ir acompañadas de dolor facial, presión y congestión nasal.

5. Dolores de cabeza por rebote: También conocidos como dolores de cabeza por uso excesivo de medicamentos, ocurren cuando el uso frecuente de analgésicos o medicamentos para la migraña conduce a un ciclo de dolores de cabeza recurrentes.

Causas y desencadenantes:

- **Genética:** Puede haber una predisposición genética a experimentar dolores de cabeza.

- **Estrés y Tensión:** El estrés emocional, la ansiedad y la tensión muscular pueden contribuir a los dolores de cabeza tensionales.

- **Cambios hormonales:** Las fluctuaciones hormonales, como las que ocurren durante la menstruación, el embarazo y la menopausia, pueden desencadenar migrañas en algunas personas.

- **Factores dietéticos:** Ciertos alimentos y bebidas, como la cafeína, el alcohol, los alimentos procesados y los quesos añejos, pueden provocar dolores de cabeza.

- **Factores ambientales:** Las luces brillantes, los ruidos fuertes, los olores fuertes y los cambios de clima pueden provocar dolores de cabeza en personas susceptibles.

Deshidración: La deshidratación puede provocar dolores de cabeza si no bebe suficiente agua.

Acupresión para aliviar el dolor de cabeza:

La acupresión puede ofrecer un alivio eficaz para varios tipos de dolores de cabeza. Al estimular puntos de acupuntura específicos, puede promover el flujo de energía, reducir la tensión y aliviar el dolor. A continuación se muestran algunos puntos de acupuntura que se utilizan habitualmente para aliviar el dolor de cabeza:

1. LI4 (Hegu): Ubicado entre el pulgar y el índice, LI4 es conocido por su capacidad para aliviar los dolores de cabeza y el dolor facial. Durante 1 o 2 minutos, aplique una presión fuerte con movimientos circulares.

2.GB20 (Fengchi): Situado en la base del cráneo, GB20 puede ayudar a aliviar la tensión y las migrañas. Aplique presión con los pulgares y masajee con movimientos circulares durante 1-2 minutos.

3. Yintang (Punto del Tercer Ojo): Yintang, que se encuentra entre las cejas, puede aliviar el dolor de cabeza y promover la relajación. Presione suavemente este punto con el dedo índice durante 1 o 2 minutos.

4. LU7 (Lieque): Situado en el antebrazo, LU7 es eficaz para aliviar los dolores de cabeza provocados por resfriados o alergias. Aplique presión en este punto con el pulgar durante 1 o 2 minutos.

5. LI20 (Yingxiang): Situado en la cara cerca de las fosas nasales, LI20 puede ayudar a aliviar los dolores de cabeza relacionados con los senos nasales. Utilice una presión suave para masajear este punto durante 1 o 2 minutos.

Técnica de acupresión para el dolor de cabeza

1. Ubique un área tranquila y cómoda para sentarse o recostarse.

2. Cierra los ojos y respira profundamente unas cuantas veces para relajarte.

3. Aplique presión suavemente al punto de acupuntura elegido con el pulgar, el índice o el dedo medio.

4. Comience a masajear el punto de acupuntura con un movimiento circular. Aplique una presión constante y firme sin causar dolor.

5. Respire profundamente mientras continúa masajeando el punto durante aproximadamente 1 o 2 minutos.

6. Libere la presión gradualmente y tómese un momento para notar cualquier cambio en cómo se siente.

7. Si es necesario, repita la técnica de acupresión en varios puntos o con la frecuencia que desee.

La acupresión puede ser una herramienta valiosa para controlar los síntomas del dolor de cabeza, pero es importante recordar que es posible que no brinde un alivio instantáneo para todos. Si experimenta dolores de cabeza crónicos o intensos, se recomienda consultar a un profesional de la salud para obtener un diagnóstico y un plan de tratamiento adecuados. La acupresión puede complementar los enfoques médicos y ayudarle a controlar los dolores de cabeza como parte de una rutina de bienestar integral.

Estrés y ansiedad

Estrés y ansiedad: descripción general

El estrés y la ansiedad son respuestas emocionales comunes que todo el mundo experimenta en distintos momentos de la vida. Si bien el estrés es una reacción natural ante situaciones desafiantes, la ansiedad es un estado elevado de preocupación o malestar que puede persistir incluso cuando no existe una amenaza inmediata. El estrés crónico y la ansiedad excesiva pueden afectar el bienestar mental, emocional y físico.

Causas del estrés y la ansiedad:

- **Factores ambientales:** Los entornos laborales exigentes, las presiones financieras, la contaminación acústica y otros factores estresantes externos pueden contribuir al estrés y la ansiedad.

- **Transiciones de vida:** Los cambios importantes en la vida, como mudarse, cambiar de trabajo, formar una familia o afrontar una pérdida, pueden desencadenar estrés y ansiedad.

- **Preocupaciones de salud:** Las enfermedades crónicas, el dolor y las afecciones médicas pueden generar tensión emocional y ansiedad sobre los resultados de salud.

- **Relaciones:** Las dificultades en las relaciones personales, el aislamiento social y los conflictos pueden contribuir al estrés y la ansiedad.

- **Genética y Química Cerebral:** Los antecedentes familiares de trastornos de ansiedad y ciertos desequilibrios de neurotransmisores pueden aumentar la vulnerabilidad a la ansiedad.

Efectos del estrés y la ansiedad:

- **Efectos físicos:** El estrés y la ansiedad crónicos pueden provocar dolores de cabeza, tensión muscular, fatiga, problemas digestivos y función inmune debilitada.

- **Efectos mentales:** La ansiedad puede provocar pensamientos acelerados, dificultad para concentrarse, inquietud y preocupaciones intrusivas.

- **Efectos emocionales:** El estrés y la ansiedad pueden causar irritabilidad, cambios de humor, sentimientos de impotencia y una sensación de perdición inminente.

- **Efectos de comportamiento:** Los individuos pueden evitar situaciones desencadenantes, volverse socialmente retraídos o recurrir a mecanismos de afrontamiento poco saludables.

Estrategias para afrontar el estrés y la ansiedad:

1. **Atención plena y meditación:** Practicar la atención plena y la meditación puede ayudar a controlar el estrés al promover la conciencia y la relajación del momento presente.

2. **Actividad Física:** El ejercicio regular puede liberar endorfinas, lo que reduce el estrés y la ansiedad y mejora el estado de ánimo.

3. **Estilo de vida saludable:**Comer comidas bien equilibradas, dormir lo suficiente y reducir la ingesta de cafeína y alcohol pueden tener un impacto positivo en los niveles de estrés.

4. **Técnicas de respiración:**Los ejercicios de respiración profunda pueden activar la respuesta de relajación del cuerpo y reducir la ansiedad.

5. **Apoyo Social:** Hablar con amigos, familiares o un terapeuta sobre sus sentimientos puede brindarle consuelo y perspectiva.

6. **Gestión del tiempo:** Organizar tareas, establecer prioridades y tomar descansos puede evitar sentirse abrumado.

7. **Pasatiempos y salidas creativas:** Participar en actividades que disfrute

puede proporcionarle una sensación de logro y relajación.

Acupresión para aliviar el estrés y la ansiedad

La acupresión puede ser una herramienta eficaz para aliviar los síntomas del estrés y la ansiedad al promover la relajación, liberar la tensión y equilibrar el flujo de energía. A continuación se muestran algunos puntos de acupuntura que se pueden utilizar:

1. PC6 (Neiguan): Ubicado en la parte interna del antebrazo, PC6 puede ayudar a aliviar la ansiedad, las náuseas y promover una sensación de calma.

2. HT7 (Shenmen): El HT7, que se encuentra en la parte interna de la muñeca, puede ayudar a regular las emociones, reducir el estrés y mejorar el sueño.

3. Yintang (Punto del Tercer Ojo): Situado entre las cejas, Yintang puede aliviar la ansiedad y promover la relajación.

4. LU7 (Lieque): Ubicado en el antebrazo, LU7 puede aliviar los síntomas de ansiedad relacionados con problemas respiratorios.

Técnica de acupresión para Stras y alivio de la ansiedad.

1. Busque un lugar tranquilo y cómodo para sentarse o acostarse.

2. Cierra los ojos y respira profundamente unas cuantas veces para relajarte.

3. Aplique presión suavemente al punto de acupuntura elegido con el pulgar,

el índice o el dedo medio.

4. Comience a masajear el punto de acupuntura con un movimiento circular. Aplique una presión constante y firme sin causar dolor.

5. Respire profundamente mientras continúa masajeando el punto durante aproximadamente 1 o 2 minutos.

6. Libere la presión gradualmente y tómese un momento para notar cualquier cambio en cómo se siente.

7. Si es necesario, repita la técnica de acupresión en varios puntos o con la frecuencia que desee.

La acupresión puede ser un componente beneficioso de un enfoque integral para controlar el estrés y la ansiedad. Sin embargo, si el estrés y la ansiedad están afectando significativamente su vida diaria, es importante buscar apoyo de profesionales de la salud mental que puedan brindarle orientación e intervenciones adecuadas. La acupresión puede complementar los enfoques terapéuticos y contribuir al bienestar general.

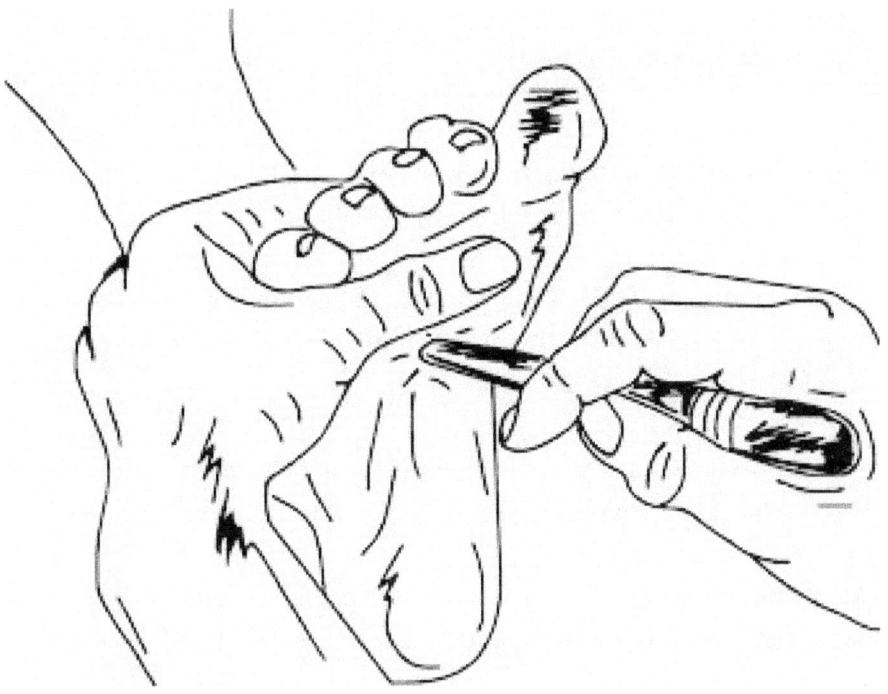

Insomnio

Insomnio: descripción general

El insomnio es un trastorno del sueño común caracterizado por dificultad para conciliar el sueño, permanecer dormido o experimentar un sueño reparador. Puede provocar fatiga diurna, irritabilidad, disminución de la concentración y deterioro del funcionamiento general. El insomnio puede ser un problema a corto plazo debido al estrés o a factores del estilo de vida, o puede convertirse en una enfermedad crónica que dure semanas o incluso meses.

Causas del insomnio:

- **Estrés y Ansiedad:** La angustia y las preocupaciones mentales pueden interferir con la capacidad de relajarse y conciliar el sueño.

- **Malos hábitos de sueño:** Los horarios de sueño irregulares, las siestas excesivas y el uso de dispositivos electrónicos antes de acostarse pueden alterar los patrones de sueño.

- **Condiciones médicas:**El dolor crónico, las alergias, el asma y afecciones como el síndrome de piernas inquietas pueden contribuir al insomnio.

- **Medicamentos:** Ciertos medicamentos, incluidos estimulantes, antidepresivos y algunos medicamentos para el corazón, pueden afectar el sueño.

- **Factores de estilo de vida:** El consumo de cafeína, alcohol o comidas copiosas cerca de la hora de acostarse puede afectar negativamente la calidad del sueño.

- **Factores ambientales:** El ruido, la luz y un ambiente incómodo para dormir pueden dificultar el sueño.

Efectos del insomnio

- **Fatiga diurna:** El insomnio puede provocar somnolencia diurna excesiva, lo que perjudica la productividad y la concentración.

- **Alteraciones del estado de ánimo:** El insomnio crónico puede provocar irritabilidad, cambios de humor y un mayor riesgo de ansiedad y depresión.

- **Salud física:** El insomnio crónico se ha relacionado con un mayor riesgo de desarrollar enfermedades crónicas como enfermedades cardíacas, diabetes y obesidad.

- **Funcionamiento cognitivo deteriorado:** El insomnio puede afectar la memoria, la capacidad de resolución de problemas y la función cognitiva general.

Estrategias para mejorar el insomnio:

1. Establezca una rutina de sueño: Acuéstate y levántate a la misma hora todos los días para regular el reloj interno de tu cuerpo.

2. Cree una rutina relajante a la hora de dormir: Realice actividades relajantes antes de acostarse, como leer, hacer estiramientos suaves o tomar un baño tibio.

3. Limite el tiempo frente a la pantalla: Evite las pantallas (teléfonos, tabletas, televisores) al menos una hora antes de acostarse, ya que la luz azul puede interferir con el sueño.

4. Cree un ambiente confortable para dormir: Asegúrese de que su dormitorio esté oscuro, tranquilo y con una temperatura cómoda para dormir.

5. Evite los estimulantes: Limite el consumo de cafeína, especialmente por la tarde y por la noche.

6. Limite el alcohol y las comidas copiosas: Evite el alcohol cerca de la hora de acostarse y opte por cenas ligeras y de fácil digestión.

7. Actividad Física: Haga ejercicio con regularidad, pero evite actividades vigorosas cerca de la hora de acostarse.

8. Limite las siestas: Si tomas siestas durante el día, hazlas cortas y temprano en el día.

Acupresión para aliviar el insomnio:

La acupresión puede complementar las prácticas de higiene del sueño y promover la relajación, permitiendo que el cuerpo se prepare para un sueño reparador. A continuación se muestran algunos puntos de acupuntura que se pueden utilizar:

1. HT7 (Shenmen): El HT7, que se encuentra en la parte interna de la muñeca, puede ayudar a regular las emociones, reducir el estrés y mejorar la calidad del sueño.

2. PC6 (Neiguan): Ubicado en la parte interna del antebrazo, PC6 puede aliviar la ansiedad, promover la relajación y reducir las náuseas.

3.SP6 (Sanyinjiao): Situado en la parte interna de la pierna, SP6 puede ayudar a regular los patrones de sueño y aliviar los síntomas del insomnio.

Técnicas de acupresión para el insomnio

1. Busque un lugar tranquilo y cómodo para sentarse o acostarse.

2.Cierra los ojos y respira profundamente unas cuantas veces para relajarte.

3. Aplique presión suavemente al punto de acupuntura elegido con el pulgar, el índice o el dedo medio.

4. Comience a masajear el punto de acupuntura con un movimiento circular. Aplique una presión constante y firme sin causar dolor.

5. Respire profundamente mientras continúa masajeando el punto durante aproximadamente 1 o 2 minutos.

6. Libere la presión gradualmente y tómese un momento para notar cualquier cambio en cómo se siente.

7. Si es necesario, repita la técnica de acupresión en varios puntos o con la frecuencia que desee.

Si bien la acupresión puede ofrecer alivio para los síntomas del insomnio, es importante abordar las causas subyacentes y consultar a un profesional de la salud si el insomnio persiste o afecta significativamente su calidad de vida. Un enfoque holístico que combine buenos hábitos de sueño, técnicas de reducción del estrés y orientación médica adecuada puede contribuir a dormir mejor y al bienestar general.

Náuseas

Ciertamente, profundicemos en las náuseas, incluidas sus causas, desencadenantes, efectos, estrategias para afrontarlas y cómo se puede utilizar la acupresión como un enfoque complementario para aliviar los síntomas de las náuseas.

Náuseas: descripción general

Las náuseas son una sensación de malestar o malestar en el estómago, a menudo acompañada de ganas de vomitar. Puede ser una experiencia angustiosa que afecte el bienestar general. Las náuseas pueden ser causadas por varios factores, y comprender sus desencadenantes y las estrategias efectivas para afrontarlas es esencial para controlar esta sensación.

Causas y desencadenantes de las náuseas:

- **Cinetosis:** Viajar en vehículos o en barcos puede provocar mareos y náuseas.

- **El embarazo:** Las náuseas y los vómitos, a menudo denominados náuseas matutinas, pueden ocurrir durante el embarazo debido a cambios hormonales.

- **Enfermedades e Infecciones:** Las náuseas pueden ser un síntoma de infecciones, como la gripe o la gastroenteritis.

- **Medicamentos:** Ciertos medicamentos, incluidos los de quimioterapia, analgésicos y antibióticos, pueden provocar náuseas.

- **Desordenes digestivos:** Condiciones como el reflujo ácido, la gastritis y el síndrome del intestino irritable (SII) pueden provocar náuseas.

- **Estrés y Ansiedad:** La angustia emocional puede provocar síntomas gastrointestinales, incluidas náuseas.

Efectos de las náuseas:

- **Malestar:** Las náuseas en sí mismas pueden ser incómodas y angustiantes y afectar las actividades diarias.

- **Pérdida de apetito:** Las náuseas a menudo conducen a una reducción del deseo de comer, lo que puede afectar los niveles de nutrición y energía.

- **Vómitos:** En algunos casos, las náuseas pueden provocar vómitos, lo que contribuye aún más a la deshidratación y el malestar.

- **Calidad de vida deteriorada:** Las náuseas crónicas o intensas pueden afectar el bienestar general, el estado de ánimo y las interacciones sociales.

Estrategias para afrontar las náuseas:

1. **Manténgase hidratado:** Beba líquidos claros, como agua, infusiones de hierbas o caldos claros, para prevenir la deshidratación.

2. **Jengibre:** El jengibre es conocido por sus efectos para aliviar las náuseas. El té de jengibre, los caramelos de jengibre o agregar jengibre fresco a las comidas pueden ayudar a aliviar las náuseas.

3. **Evite los desencadenantes:** Identifique y evite alimentos, olores o situaciones que provoquen náuseas.

4. **Consuma comidas pequeñas y frecuentes:** Consumir comidas pequeñas y ligeras a lo largo del día puede ayudar a prevenir las náuseas.

5. **Aire fresco:** Si las náuseas son provocadas por olores o ambientes congestionados, respirar aire fresco puede proporcionar alivio.

6. Distracción: Participar en actividades que disfrute o concentrarse en algo más que las náuseas puede ayudar a distraer la mente.

Acupresión para aliviar las náuseas

La acupresión puede ofrecer alivio para las náuseas al promover la relajación y reducir el malestar. A continuación se muestran algunos puntos de acupuntura que se pueden utilizar:

1. PC6 (Neiguan): Ubicado en la parte interna del antebrazo, PC6 es conocido por aliviar las náuseas, la ansiedad y promover la relajación.

2. ST36 (Zusanli): Situado en la parte inferior de la pierna, ST36 puede ayudar a regular la digestión, aliviar las náuseas y mejorar la salud intestinal en general.

3. LI4 (Hegu): LI4, que se encuentra entre el pulgar y el índice, puede ayudar a aliviar las náuseas y el malestar.

Técnica de acupresión para aliviar las náuseas

1. Busque un lugar tranquilo y cómodo para sentarse o acostarse.

2. Cierra los ojos y respira profundamente unas cuantas veces para relajarte.

3. Aplique presión suavemente al punto de acupuntura elegido con el pulgar, el índice o el dedo medio.

4. Comience a masajear el punto de acupuntura con un movimiento circular.

Aplique una presión constante y firme sin causar dolor.

5. Respire profundamente mientras continúa masajeando el punto durante aproximadamente 1 o 2 minutos.

6. Libere la presión gradualmente y tómese un momento para notar cualquier cambio en cómo se siente.

7. Si es necesario, repita la técnica de acupresión en varios puntos o con la frecuencia que desee.

La acupresión puede ser una herramienta valiosa para controlar los síntomas de las náuseas, pero es importante abordar las causas subyacentes y consultar a un profesional de la salud si las náuseas son crónicas, graves o interfieren con la vida diaria. La acupresión puede complementar los enfoques médicos y contribuir al confort y el bienestar general.

Dolor de espalda

Ciertamente, exploremos ampliamente el dolor de espalda, cubriendo sus tipos, causas, factores de riesgo, opciones de tratamiento, medidas preventivas y cómo se puede utilizar la acupresión como un enfoque complementario para aliviar el dolor de espalda.

Dolor de espalda: descripción general

El dolor de espalda es una dolencia común que puede variar desde una molestia leve hasta un dolor intenso y debilitante. Afecta a personas de todas las edades y puede ser causada por varios factores. Comprender los diferentes tipos de dolor de espalda, sus causas y las estrategias de manejo efectivas es crucial para las personas que enfrentan esta afección.

Tipos de dolor de espalda:

1. Dolor de espalda inespecífico: Este tipo de dolor de espalda no tiene una causa subyacente identificable y a menudo se atribuye a distensión muscular, mala postura o lesiones menores.

2. Dolor Radicular: También Conocido como ciática, el dolor radicular se produce cuando se comprime una raíz nerviosa de la columna, lo que provoca dolor, hormigueo y entumecimiento que se irradia hacia la pierna.

3. Dolor de espalda mecánico: El dolor de espalda mecánico a menudo está relacionado con problemas con las estructuras de la columna, como hernias de disco, estenosis espinal o enfermedad degenerativa del disco.

4. Espasmos musculares: Los espasmos musculares en la espalda pueden causar un dolor repentino e intenso debido a las contracciones musculares.

Causas del dolor de espalda

- **Contractura muscular:** El esfuerzo excesivo, levantar objetos pesados o los movimientos bruscos pueden tensar los músculos y ligamentos de la espalda.

- **Postura pobre:** Sentarse o estar de pie en posiciones inadecuadas durante períodos prolongados puede provocar desequilibrios musculares y dolor de espalda.

- **Hernia de disco:** Una hernia de disco ocurre cuando los discos amortiguadores entre las vértebras se abultan o se rompen, ejerciendo presión sobre los nervios cercanos.

- **Estenosis espinal:**Esta afección implica el estrechamiento del canal espinal, que puede comprimir la médula espinal y los nervios, provocando dolor.

- **Artritis:**La osteoartritis y otras formas de artritis pueden causar inflamación y dolor en las articulaciones de la espalda.

- **Lesiones:** Las caídas, los accidentes y las lesiones relacionadas con los deportes pueden provocar dolor de espalda.

Factores de riesgo para el dolor de espalda:

- **Edad:** El dolor de espalda se vuelve más común a medida que las personas envejecen debido al desgaste de la columna.

- **Estilo de vida sedentario:** La falta de ejercicio regular y actividad física puede contribuir al malestar de espalda.

- **Obesidad:** El exceso de peso puede forzar la columna y contribuir al dolor de espalda.

- **Factores Ocupacionales:** Los trabajos que implican levantar objetos pesados, movimientos repetitivos o estar sentado durante mucho tiempo pueden aumentar el riesgo de dolor de espalda.

Tratamiento y manejo del dolor de espalda.

1. Alivio del dolor: Los analgésicos de venta libre, la terapia de frío/calor y el descanso pueden proporcionar un alivio inicial.

2. Fisioterapia: Los programas de ejercicio que se centran en el fortalecimiento y la flexibilidad pueden ayudar a aliviar el dolor de espalda y prevenir episodios futuros.

3. Terapia manual: Técnicas como los ajustes quiroprácticos o la manipulación osteopática pueden proporcionar alivio para ciertos tipos de dolor de espalda.

4. Medicamentos: Se pueden recomendar medicamentos recetados, como relajantes musculares o antiinflamatorios, para el dolor intenso.

5. Inyecciones: Las inyecciones de corticosteroides pueden proporcionar un alivio temporal del dolor de espalda al reducir la inflamación.

Medidas preventivas Dolor de espalda

1. Mantenga una postura adecuada: Practique una buena postura al sentarse, pararse y levantar objetos.

2. Manténgase activo: Realice ejercicio con regularidad para fortalecer los músculos de la espalda y mejorar la flexibilidad.

3. Levante correctamente: Utilice técnicas de levantamiento adecuadas para evitar forzar la espalda.

4. Manténgase en un peso saludable: Mantener un peso saludable puede reducir la tensión en la columna.

5. Consideraciones ergonómicas: Asegúrese de que su espacio de trabajo y su hogar estén diseñados ergonómicamente para brindar soporte a su espalda.

Acupresión para aliviar el dolor de espalda

La acupresión puede complementar los tratamientos convencionales para el dolor de espalda al promover la relajación, reducir la tensión muscular y mejorar el flujo de energía. A continuación se muestran algunos puntos de acupuntura que se pueden utilizar:

1.GB34 (Yanglingquan): Ubicado en el lado externo de la pierna, GB34 puede ayudar a aliviar el dolor lumbar, mejorar la flexibilidad y promover la circulación.

2. BL40 (Weizhong): Situado en el centro del pliegue detrás de la rodilla, BL40 puede aliviar el dolor de espalda y promover la relajación.

3. V23 (Shenshu): BL23, que se encuentra en la zona lumbar, es eficaz para aliviar el dolor de espalda y favorecer la salud de los riñones.

Técnica de acupresión para aliviar el dolor de espalda.

1. Busque un lugar tranquilo y cómodo para sentarse o acostarse.

2. Cierra los ojos y respira profundamente unas cuantas veces para relajarte.

3. Aplique presión suavemente al punto de acupuntura elegido con el pulgar, el índice o el dedo medio.

4. Comience a masajear el punto de acupuntura con un movimiento circular. Aplique una presión constante y firme sin causar dolor.

5. Respire profundamente mientras continúa masajeando el punto durante aproximadamente 1 o 2 minutos.

6. Libere la presión gradualmente y tómese un momento para notar cualquier cambio en cómo se siente.

7. Si es necesario, repita la técnica de acupresión en varios puntos o con la frecuencia que desee.

La acupresión puede ser una valiosa adición a un enfoque integral para controlar el dolor de espalda. Sin embargo, si el dolor de espalda es persistente, intenso o está acompañado de otros síntomas, es importante consultar a un profesional de la salud para obtener un diagnóstico y un plan de tratamiento adecuados. La acupresión puede complementar los enfoques médicos y contribuir a mejorar la comodidad y el bienestar.

Fatiga

Ciertamente, analicemos la fatiga en profundidad, cubriendo sus tipos, causas, efectos, estrategias de afrontamiento y cómo la acupresión se puede utilizar como un enfoque complementario para aliviar los síntomas de la fatiga.

Fatiga: descripción general

La fatiga es una condición compleja y a menudo incomprendida que se caracteriza por agotamiento físico o mental, falta de energía y una capacidad reducida para realizar las actividades diarias. Puede variar desde un cansancio leve hasta una fatiga grave y persistente que afecta la calidad de vida general. Comprender los diferentes tipos de fatiga, sus causas subyacentes y las estrategias de manejo efectivas es crucial para quienes enfrentan esta afección.

Tipos de fatiga:

1. Fatiga física: Este es el tipo más común de fatiga, caracterizado por una sensación de debilidad muscular, pesadez y resistencia física reducida.

2. Fatiga mental: La fatiga mental implica agotamiento cognitivo, dificultad para concentrarse, lapsos de memoria y claridad mental reducida.

3. Síndrome de fatiga crónica (SFC): El SFC es un trastorno complejo caracterizado por fatiga grave y persistente que no mejora con el descanso. A menudo viene acompañado de otros síntomas como dolor, alteraciones del sueño y dificultades cognitivas.

Causas de la fatiga

- **Factores de estilo de vida:**La falta de sueño, la mala alimentación, el comportamiento sedentario y el estrés excesivo pueden contribuir a la fatiga.

- **Condiciones médicas:** Las enfermedades crónicas como la diabetes, los trastornos de la tiroides, la anemia y las enfermedades autoinmunes pueden provocar fatiga.

- **Trastornos del sueño:** Condiciones como la apnea del sueño, el insomnio y el síndrome de piernas inquietas pueden alterar el sueño y provocar fatiga.

- **Salud mental:** Condiciones como la depresión, la ansiedad y el estrés crónico pueden contribuir a la fatiga física y mental.

- **Medicamentos:** Ciertos medicamentos, como los antihistamínicos, los antidepresivos y los analgésicos, pueden provocar somnolencia y fatiga.

Efectos de la fatiga

- **Productividad reducida:** La fatiga puede afectar la función cognitiva y provocar una disminución de la productividad en el trabajo o la escuela.

- **Impacto emocional:** La fatiga crónica puede provocar irritabilidad, cambios de humor e inestabilidad emocional.

- **Esfuerzo físico:** Las tareas físicas pueden volverse más desafiantes debido a la debilidad muscular y la reducción de los niveles de energía.

- **Aislamiento social:** La fatiga persistente puede conducir a una reducción de las actividades e interacciones sociales.

Estrategias para afrontar la fatiga:

1. **Prioriza el sueño:** Trate de dormir entre 7 y 9 horas de calidad cada noche. Establezca una rutina nocturna y siga un patrón de sueño constante.

2. **Manténgase hidratado:** La deshidratación puede contribuir a la fatiga, así que asegúrese de beber suficiente agua durante el día.

3. **Nutrición:** Consuma una dieta equilibrada rica en alimentos integrales, proteínas magras, frutas, verduras y cereales integrales.

4. Ejercicio regular: Realice actividad física con regularidad para aumentar los niveles de energía y mejorar el bienestar general.

5. Manejo del estrés: Practique técnicas de relajación como la respiración profunda, la meditación y la atención plena para reducir el estrés y la fatiga mental.

6. Divida las tareas en pasos más pequeños: Si se siente abrumado, divida las tareas en pasos más pequeños y manejables para conservar energía.

Acupresión para aliviar la fatiga:

La acupresión puede aliviar la fatiga al promover la relajación, mejorar la circulación y mejorar el flujo de energía. A continuación se muestran algunos puntos de acupuntura que se pueden utilizar:

1. GV20 (Baihui): Ubicado en la parte superior de la cabeza, GV20 puede ayudar a revitalizar la energía, mejorar la claridad mental y reducir la fatiga mental.

2. ST36 (Zusanli): Situado en la parte inferior de la pierna, ST36 puede aumentar la energía, apoyar la vitalidad general y reducir la fatiga.

3.SP6 (Sanyinjiao): SP6, que se encuentra en la parte interna de la pierna, puede ayudar a aliviar la fatiga y favorecer el bienestar general.

Técnica de acupresión para aliviar la fatiga

1. Busque un lugar tranquilo y cómodo para sentarse o acostarse.

2.Cierra los ojos y respira profundamente unas cuantas veces para relajarte.

3. Aplique presión suavemente al punto de acupuntura elegido con el pulgar, el índice o el dedo medio.

4. Comience a masajear el punto de acupuntura con un movimiento circular. Aplique una presión constante y firme sin causar dolor.

5. Respire profundamente mientras continúa masajeando el punto durante aproximadamente 1 o 2 minutos.

6. Libere la presión gradualmente y tómese un momento para notar cualquier cambio en cómo se siente.

7. Si es necesario, repita la técnica de acupresión en varios puntos o con la frecuencia que desee.

Si bien la acupresión puede ofrecer alivio para los síntomas de fatiga, es importante abordar las causas subyacentes y consultar a un profesional de la salud si la fatiga es persistente, grave o afecta su vida diaria. Un enfoque integral que combine hábitos de vida saludables, orientación médica e intervenciones adecuadas puede contribuir a mejorar los niveles de energía y el bienestar general.

Problemas digestivos

Exploremos los problemas digestivos en profundidad, cubriendo sus tipos, causas, efectos, opciones de tratamiento, medidas preventivas y cómo la acupresión se puede utilizar como un enfoque complementario para aliviar los síntomas digestivos.

Problemas digestivos: descripción general

Los problemas digestivos abarcan una amplia gama de afecciones que afectan el tracto gastrointestinal, incluidos el estómago, los intestinos y otros órganos digestivos. Estos problemas pueden causar malestar, dolor y alteraciones en la capacidad del cuerpo para procesar y absorber adecuadamente los nutrientes de los alimentos. Comprender los diferentes tipos de problemas digestivos, sus causas subyacentes y las estrategias de manejo efectivas es importante para mantener la salud digestiva.

Tipos de problemas digestivos:

1. Enfermedad por reflujo gastroesofágico (ERGE): La ERGE se caracteriza por reflujo ácido y acidez estomacal debido al reflujo del ácido del estómago hacia el esófago.

2. Síndrome del intestino irritable (SII): El SII es una enfermedad crónica que causa dolor abdominal, hinchazón y cambios en los hábitos intestinales.

3. Enfermedad Inflamatoria Intestinal (EII): La EII incluye afecciones como la enfermedad de Crohn y la colitis ulcerosa, que causan inflamación y daño al tracto digestivo.

4. Estreñimiento: El estreñimiento se caracteriza por deposiciones poco frecuentes y dificultad para evacuar las heces.

5. Diarrea: La diarrea implica deposiciones frecuentes y acuosas, a menudo acompañadas de calambres abdominales.

Causas de problemas digestivos

- **Factores dietéticos:** Consumir una dieta rica en alimentos procesados, grasas no saludables y carente de fibra puede contribuir a los problemas digestivos.

- **Sensibilidades alimentarias:** Algunas personas pueden tener sensibilidades o alergias a ciertos alimentos que pueden desencadenar síntomas digestivos.

- **Estrés:** El estrés emocional y la ansiedad pueden afectar la función digestiva y exacerbar los síntomas.

- **Medicamentos:**Algunos medicamentos, incluidos los analgésicos, los antibióticos y ciertos antiácidos, pueden afectar la digestión.

- **Microbioma intestinal:** Los desequilibrios en el microbioma intestinal pueden contribuir a problemas digestivos.

Efectos de los problemas digestivos

- **Dolor y malestar:** Los problemas digestivos pueden causar dolor abdominal, calambres y malestar.

- **Desnutrición:** Si el sistema digestivo no funciona correctamente, la absorción de nutrientes puede verse comprometida.

- **Calidad de vida:** Los problemas digestivos pueden afectar las actividades sociales, el trabajo y la calidad de vida en general.

- **Salud mental:** Los problemas digestivos crónicos pueden afectar la salud mental y provocar ansiedad, depresión y reducción del bienestar.

Tratamiento y manejo de problemas digestivos.

1. Cambios en la dieta: Adoptar una dieta equilibrada rica en fibra, frutas, verduras, proteínas magras y grasas saludables puede favorecer la salud digestiva.

2. Hidratación: Mantenerse hidratado bebiendo suficiente agua a lo largo del día es fundamental para una correcta digestión.

3. Actividad física: El ejercicio regular puede ayudar a mejorar la digestión y aliviar los síntomas.

4. Manejo del estrés: Practicar técnicas de relajación, meditación y atención plena puede reducir los síntomas digestivos relacionados con el estrés.

5. Medicamentos: Dependiendo del problema digestivo específico, se pueden recetar medicamentos como antiácidos, laxantes o antiinflamatorios.

Medidas preventivas de problemas digestivos.

1. Coma conscientemente: Preste atención al tamaño de las porciones, mastique bien los alimentos y coma lentamente para ayudar a la digestión.

2. Manejar el estrés: Participar en técnicas de reducción del estrés para apoyar la salud digestiva.

3. Manténgase hidratado: Beba suficiente agua para ayudar a mantener una digestión saludable.

4. Probióticos: El consumo de alimentos o suplementos ricos en probióticos puede promover un microbioma intestinal saludable.

Acupresión para el alivio digestivo

La acupresión puede complementar los tratamientos convencionales para problemas digestivos al promover la relajación, mejorar la circulación y apoyar la función digestiva. A continuación se muestran algunos puntos de acupuntura que se pueden utilizar:

1. PC6 (Neiguan): Ubicado en la parte interna del antebrazo, PC6 puede ayudar a aliviar las náuseas, promover la relajación y apoyar la salud digestiva general.

2. ST36 (Zusanli): Situado en la parte inferior de la pierna, ST36 puede ayudar a la digestión, reducir la hinchazón y mejorar la salud intestinal en general.

3. CV12 (Zhongwan): El CV12, que se encuentra en la parte superior del abdomen, puede aliviar la indigestión, la hinchazón y el malestar.

Técnica de acupresión para problemas digestivos.

1. Busque un lugar tranquilo y cómodo para sentarse o acostarse.

2.Cierra los ojos y respira profundamente unas cuantas veces para relajarte.

3. Aplique presión suavemente al punto de acupuntura elegido con el pulgar, el índice o el dedo medio.

4. Comience a masajear el punto de acupuntura con un movimiento circular. Aplique una presión constante y firme sin causar dolor.

5. Respire profundamente mientras continúa masajeando el punto durante aproximadamente 1 o 2 minutos.

6. Libere la presión gradualmente y tómese un momento para notar cualquier cambio en cómo se siente.

7. Si es necesario, repita la técnica de acupresión en varios puntos o con la frecuencia que desee.

Si bien la acupresión puede ofrecer alivio para los síntomas digestivos, es importante abordar las causas subyacentes y consultar a un profesional de la salud si los problemas digestivos son persistentes, graves o afectan su vida diaria. Un enfoque integral que combine hábitos de vida saludables, orientación médica e intervenciones adecuadas puede contribuir a mejorar la salud digestiva y el bienestar general.

Calambres menstruales

Ciertamente, profundicemos en los dolores menstruales, cubriendo sus causas, síntomas, efectos, opciones de tratamiento, medidas de cuidado personal y cómo la acupresión se puede utilizar como un enfoque complementario para aliviar los síntomas de los calambres menstruales.

Calambres menstruales: descripción general

Los calambres menstruales, también conocidos como dismenorrea, son una molestia común que experimentan muchas personas durante la menstruación. Estos calambres se caracterizan por dolor en la parte inferior del abdomen o en la región pélvica y son causados por las contracciones de los músculos uterinos a medida que se desprende el revestimiento del útero. Comprender las causas, los síntomas y las estrategias efectivas de manejo de los dolores menstruales es importante para quienes experimentan este fenómeno mensual.

Causas de los calambres menstruales:

- **Contracciones uterinas:** El útero se contrae para expulsar su revestimiento durante la menstruación, lo que puede provocar calambres.

- **Prostaglandinas:**Los niveles elevados de prostaglandinas, sustancias similares a las hormonas, pueden provocar contracciones uterinas más fuertes y calambres más intensos.

- **Condiciones Secundarias:** Condiciones como la endometriosis, los fibromas y la enfermedad inflamatoria pélvica pueden provocar cólicos menstruales más intensos.

Síntomas de los calambres menstruales:

- **Dolor**: Dolor en la parte baja del abdomen o la pelvis que puede variar desde una molestia leve hasta calambres intensos.

- **Dolor de espalda:** Los calambres también pueden irradiarse a la zona lumbar.

- **Hinchazón:** Algunas personas experimentan hinchazón, hinchazón o pesadez abdominal.

- **Náuseas y dolores de cabeza:** A veces, los calambres intensos pueden acompañarse de náuseas, vómitos y dolores de cabeza.

Efectos de los calambres menstruales:

- **Malestar:** Los calambres menstruales pueden causar malestar físico y angustia emocional.

- **Interferencia con actividades:** Los calambres severos pueden interferir con las actividades diarias, el trabajo y las interacciones sociales.

- **Calidad de vida:** Los calambres menstruales intensos y persistentes pueden afectar la calidad de vida general.

Tratamiento y manejo de los dolores menstruales.

1. **Medicamentos para aliviar el dolor:** Los analgésicos de venta libre como el ibuprofeno o el naproxeno pueden aliviar el dolor de los calambres.

2. **Anticonceptivos hormonales:** Los métodos anticonceptivos que regulan los niveles hormonales pueden ayudar a reducir la gravedad de los calambres.

3. **Terapia de calor:** Aplicar una almohadilla térmica o una bolsa de agua caliente en la parte inferior del abdomen puede brindar alivio.

4. **Ejercicio:** Realizar actividad física con regularidad puede ayudar a reducir la intensidad de los calambres y mejorar la circulación.

5. Cambios en la dieta: Consumir una dieta equilibrada rica en frutas, verduras, cereales integrales y proteínas magras puede ayudar a aliviar los calambres.

Medidas de autocuidado:

1. Hidratación: Mantenerse hidratado puede ayudar a controlar la hinchazón y aliviar las molestias de los calambres.

2. Descanso: Descansar y dormir lo suficiente durante la menstruación puede contribuir al bienestar general.

3. Técnicas de Relajación: Practicar técnicas de relajación como la respiración profunda, la meditación y el yoga suave puede ayudar a controlar el estrés y aliviar los calambres.

4. Baños tibios: Remojarse en un baño tibio puede relajar los músculos y proporcionar un alivio temporal.

Acupresión para aliviar los calambres menstruales:

La acupresión puede ofrecer alivio para los síntomas de los calambres menstruales al promover la relajación, mejorar la circulación y reducir la tensión muscular. A continuación se muestran algunos puntos de acupuntura que se pueden utilizar:

1.SP6 (Sanyinjiao): Ubicado en la parte interna de la pierna, SP6 puede ayudar a aliviar los calambres, regular los ciclos menstruales y favorecer el bienestar general.

2. LV3 (Taichong): Situado en el pie, LV3 puede ayudar a aliviar los calambres, reducir el estrés y promover la relajación.

3. CV4 (Guanyuan): CV4, que se encuentra en la parte inferior del abdomen, puede aliviar los dolores menstruales y favorecer la salud reproductiva.

Técnica de acupresión para los dolores menstruales

1. Busque un lugar tranquilo y cómodo para sentarse o acostarse.

2. Cierra los ojos y respira profundamente unas cuantas veces para relajarte.

3. Aplique presión suavemente al punto de acupuntura elegido con el pulgar, el índice o el dedo medio.

4. Comience a masajear el punto de acupuntura con un movimiento circular. Aplique una presión constante y firme sin causar dolor.

5. Respire profundamente mientras continúa masajeando el punto durante aproximadamente 1 o 2 minutos.

6. Libere la presión gradualmente y tómese un momento para notar cualquier cambio en cómo se siente.

7. Si es necesario, repita la técnica de acupresión en varios puntos o con la frecuencia que desee.

Si bien la acupresión puede aliviar los síntomas de los calambres menstruales, es importante consultar a un profesional de la salud si los calambres son intensos, persistentes o afectan su vida diaria. Un enfoque holístico que combine prácticas de autocuidado, orientación médica e intervenciones adecuadas puede contribuir a mejorar la comodidad y el bienestar durante la menstruación.

Congestión nasal

Ciertamente, profundicemos ampliamente en la congestión sinusal, cubriendo sus causas, síntomas, efectos, opciones de tratamiento, remedios caseros, medidas preventivas y cómo se puede utilizar la acupresión como un enfoque complementario para aliviar los síntomas de la congestión sinusal.

Congestión sinusal: descripción general

La congestión sinusal, también conocida como congestión nasal o congestión nasal, ocurre cuando los conductos nasales se inflaman e hinchan, lo que provoca dificultad para respirar por la nariz. Esta afección puede ser causada por varios factores y puede variar desde una leve molestia hasta una obstrucción grave de las fosas nasales. Comprender las causas, los síntomas y las estrategias efectivas de manejo de la congestión de los senos nasales es importante para quienes enfrentan este problema común.

Causas de la congestión sinusal de la congestión sinusal

- **Resfriado y gripe:** Las infecciones virales pueden causar inflamación y congestión de las fosas nasales.

-**Alergias:** Las reacciones alérgicas al polen, los ácaros del polvo, la caspa de gato y otros alérgenos pueden provocar congestión nasal.

- **Sinusitis:** La inflamación de las cavidades sinusales debido a una infección o alergias puede causar congestión.

- **Irritantes ambientales:** La exposición al humo, la contaminación, los olores fuertes o los productos químicos pueden irritar las fosas nasales.

Síntomas de congestión sinusal

- **Congestión nasal:** Dificultad para respirar por la nariz debido a la obstrucción de los conductos nasales.

- **Rinorrea:** Producción excesiva de moco que provoca secreción o goteo nasal.

- **Goteo postnasal:** Moco que gotea por la parte posterior de la garganta y provoca tos o irritación.

- **Presión y malestar:** Sensación de presión en la cara o frente debido a senos nasales bloqueados.

Efectos de la congestión sinusal:

- **Interrupción del sueño:** La congestión nasal puede interferir con la calidad del sueño y provocar ronquidos.

- **Sentido del olfato y del gusto reducidos:** La congestión puede afectar la capacidad de oler y saborear.

- **Dolor de cabeza:** La presión en los senos nasales puede provocar dolores de cabeza, especialmente alrededor de la frente.

- **Dificultad para respirar:** La congestión severa puede dificultar la respiración por la nariz.

Tratamiento y manejo de la congestión sinusal

1. Descongestionantes: Los medicamentos descongestionantes de venta libre pueden brindar un alivio temporal al estrechar los vasos sanguíneos y reducir la hinchazón.

2. Aerosoles nasales: Los aerosoles nasales salinos o los aerosoles nasales descongestionantes pueden ayudar a aliviar la congestión e hidratar las fosas nasales.

3. Inhalación de vapor: Inhalar vapor de un recipiente con agua caliente puede ayudar a aflojar la mucosidad y brindar alivio.

4. Hidratación: Mantenerse hidratado puede ayudar a mantener la mucosidad fina y fácil de expulsar.

5. Compresa tibia: Aplicar una compresa tibia en el área de los senos nasales puede aliviar la presión y el malestar.

Remedios caseros para la congestión sinusal

1. Enjuague salino: Usar una solución salina para enjuagar las fosas nasales puede ayudar a eliminar la mucosidad y reducir la congestión.

2. Elevar la cabeza: Dormir con la cabeza elevada puede ayudar a reducir la congestión nocturna.

3. Humidificador: El uso de un humidificador en la habitación puede agregar humedad al aire y prevenir la sequedad de las fosas nasales.

4. Alimentos picantes: El consumo de alimentos picantes puede ayudar a abrir los conductos nasales y promover el drenaje.

Medidas preventivas de la congestión sinusal

1. Evitación de alérgenos: Identifique y evite los alérgenos que provocan la congestión, como el polen, el polvo o la caspa de las mascotas.

2. Calidad del aire: Utilice purificadores de aire y mantenga los espacios interiores bien ventilados para minimizar la exposición a irritantes.

3. Higiene de manos: Lavarse las manos con regularidad puede ayudar a prevenir la propagación de virus e infecciones.

4. Hidratación: Beba suficientes líquidos para mantener la mucosidad fluida y prevenir la congestión.

Acupresión para aliviar la congestión sinusal:

La acupresión puede aliviar los síntomas de congestión de los senos nasales al promover la relajación, mejorar la circulación y favorecer el drenaje. A continuación se muestran algunos puntos de acupuntura que se pueden utilizar:

1. LI20 (Yingxiang): Ubicado a ambos lados de las fosas nasales, LI20 puede ayudar a aliviar la congestión de los senos nasales, reducir la presión y promover el drenaje.

2.GB20 (Fengchi): Situado en la parte posterior del cuello, GB20 puede ayudar a aliviar la congestión de la cabeza, promover la circulación y reducir las molestias.

3. VL2 (Zanzhu): BL2, que se encuentra en el borde interno de las cejas, puede aliviar la congestión y el malestar de los senos nasales relacionados con los ojos.

Técnica de acupresión para la congestión sinusal

1. Busque un lugar tranquilo y cómodo para sentarse o acostarse.

2. Cierra los ojos y respira profundamente unas cuantas veces para relajarte.

3. Aplique presión suavemente al punto de acupuntura elegido con el pulgar, el índice o el dedo medio.

4. Comience a masajear el punto de acupuntura con un movimiento circular. Aplique una presión constante y firme sin causar dolor.

5. Respire profundamente mientras continúa masajeando el punto durante aproximadamente 1 o 2 minutos.

6. Libere la presión gradualmente y tómese un momento para notar cualquier cambio en cómo se siente.

7. Si es necesario, repita la técnica de acupresión en varios puntos o con la frecuencia que desee.

Si bien la acupresión puede ofrecer alivio para los síntomas de la congestión de los senos nasales, es importante consultar a un profesional de la salud si la congestión es persistente, grave o afecta su vida diaria. Un enfoque integral que combine prácticas de autocuidado, orientación médica e intervenciones adecuadas puede contribuir a mejorar la comodidad y el bienestar.

Tensión del cuello

Analicemos la tensión del cuello en profundidad, cubriendo sus causas, síntomas, efectos, opciones de tratamiento, medidas preventivas y cómo se puede utilizar la acupresión como un enfoque complementario para aliviar los síntomas de la tensión del cuello.

Tensión del cuello: descripción general

La tensión del cuello es una afección común caracterizada por opresión, malestar o dolor en los músculos y tejidos blandos del cuello y los hombros. Es causada por una variedad de circunstancias y puede variar desde una leve molestia hasta un dolor intenso que interfiere con las actividades diarias. Comprender las causas, los síntomas y las estrategias efectivas de manejo de la tensión del cuello es importante para quienes enfrentan este problema.

Causas de la tensión del cuello

- **Postura pobre:** Sentarse o pararse en una posición encorvada o encorvada puede tensar los músculos del cuello.

- **Estrés y Ansiedad:** El estrés emocional puede provocar tensión muscular y rigidez en el cuello.

- **Uso excesivo:** Las actividades que implican movimientos repetitivos del cuello, como el uso prolongado de la computadora o enviar mensajes de texto, pueden provocar tensión.

- **Desequilibrio muscular:** La debilidad o el desequilibrio en los músculos del cuello y los hombros pueden contribuir a la tensión.

Síntomas de tensión en el cuello

- **Tensión muscular:** Sensación de tirantez, rigidez o restricción en los músculos del cuello.

- **Dolor:**Dolor sordo o agudo en el cuello, los hombros o la parte superior de la espalda.

- **Rango de movimiento limitado:** Dificultad para mover el cuello completamente en todas direcciones.

- **Dolores de cabeza:**La tensión en los músculos del cuello puede provocar dolores de cabeza tensionales.

Efectos de la tensión del cuello

- **Malestar:** La tensión en el cuello puede causar molestias que afectan las actividades diarias y la calidad de vida.

- **Movilidad reducida:** La tensión puede limitar el movimiento del cuello y el rango de movimiento.

- **Dolores de cabeza:** La tensión en los músculos del cuello puede provocar dolores de cabeza, especialmente en la base del cráneo.

- **Estrés y Ansiedad:** La tensión del cuello puede contribuir a los niveles generales de estrés y ansiedad.

Tratamiento y manejo de la tensión del cuello.

1. **Estiramiento y ejercicio:** Los estiramientos suaves del cuello y los ejercicios de fortalecimiento pueden ayudar a aliviar la tensión y mejorar la flexibilidad.

2. **Terapia de calor:**Aplicar una compresa térmica en el cuello puede relajar los músculos y reducir la tensión.

3. **Terapia de masaje:** Las técnicas profesionales de masaje o automasaje pueden ayudar a liberar la tensión muscular.

4. **Corrección de postura:** Mejorar la postura durante las actividades diarias puede prevenir y aliviar la tensión del cuello.

Medidas preventivas para la tensión del cuello.

1. **Espacio de trabajo ergonómico:** Configure una computadora y un espacio de trabajo que admita una postura y alineación del cuello adecuadas.

2. Descansos regulares: Tome descansos durante actividades prolongadas para estirar y mover el cuello.

3. Manejo del estrés: Participe en técnicas de reducción del estrés como respiración profunda, meditación y yoga.

4. Entorno de sueño: Asegúrese de que el entorno para dormir y la almohada admitan una posición neutra para el cuello.

Acupresión para aliviar la tensión del cuello:

La acupresión puede complementar los tratamientos convencionales para la tensión del cuello al promover la relajación, mejorar la circulación y reducir la tensión muscular. A continuación se muestran algunos puntos de acupuntura que se pueden utilizar:

1.GB20 (Fengchi): Ubicado en la parte posterior del cuello, GB20 puede ayudar a aliviar la tensión del cuello, reducir los dolores de cabeza y promover la relajación.

2. LI4 (Hegu): LI4, que se encuentra entre el pulgar y el índice, puede ayudar a aliviar la tensión y el malestar del cuello.

3. V10 (Tianzhu): Situado en la base del cráneo, BL10 puede ayudar a liberar la tensión del cuello y mejorar la circulación.

Técnica de acupresión para la tensión del cuello.

1. Busque un lugar tranquilo y cómodo para sentarse o acostarse.

2. Cierra los ojos y respira profundamente unas cuantas veces para relajarte.

3. Aplique presión suavemente al punto de acupuntura elegido con el pulgar, el índice o el dedo medio.

4. Comience a masajear el punto de acupuntura con un movimiento circular. Aplique una presión constante y firme sin causar dolor.

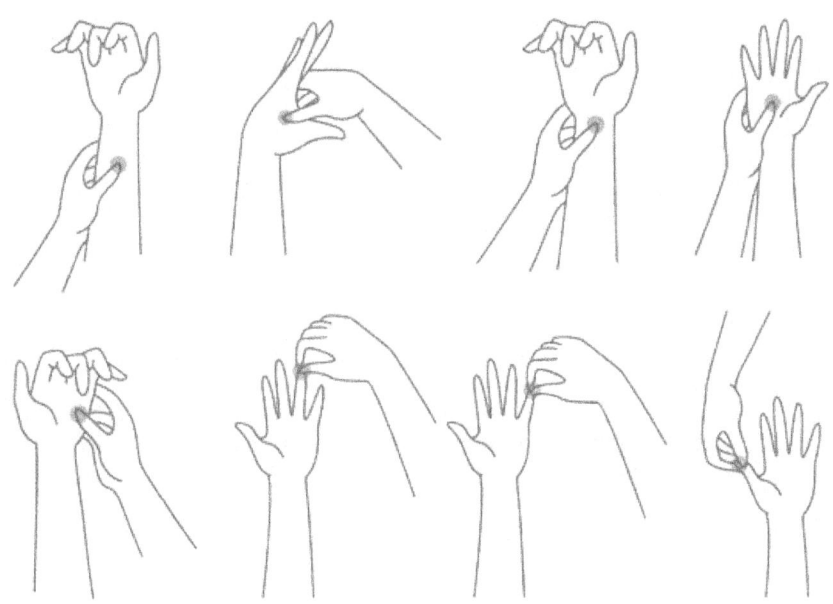

5. Respire profundamente mientras continúa masajeando el punto durante

aproximadamente 1 o 2 minutos.

6. Libere la presión gradualmente y tómese un momento para notar cualquier cambio en cómo se siente.

7. Si es necesario, repita la técnica de acupresión en varios puntos o con la frecuencia que desee.

Si bien la acupresión puede aliviar los síntomas de la tensión del cuello, es importante abordar las causas subyacentes y consultar a un profesional de la salud si la tensión es persistente, grave o afecta su vida diaria. Un enfoque integral que combine hábitos de vida saludables, orientación médica e intervenciones adecuadas puede contribuir a mejorar la comodidad del cuello y el bienestar general.

Resfriado y gripe

Síntomas del resfriado y la gripe: descripción general

Los resfriados y la gripe son enfermedades respiratorias causadas por virus. Si bien comparten algunas similitudes, tienen síntomas, causas y tratamientos distintos. Comprender las diferencias entre los síntomas del resfriado y la gripe, así como las estrategias de manejo efectivas, es importante para las personas que padecen estas enfermedades.

Síntomas de resfriado

- **Secreción o congestión nasal:** La congestión, los estornudos y la secreción o congestión nasal son síntomas del resfriado común.

- **Dolor de garganta:** A menudo se presenta picazón o irritación en la garganta.

- **Tos:** Puede haber una tos leve, generalmente seca y no intensa.

- **Estornudos:** Los estornudos frecuentes son un síntoma del resfriado común.

- **Fatiga leve:**Es posible que se presente un ligero cansancio o fatiga.

- **Dolores corporales leves:** Algunas personas pueden experimentar dolores corporales leves.

Sintomas de gripe

- **Fiebre:** La fiebre alta es un síntoma característico de la gripe y a menudo supera los 100 °F (37,8 °C).

- **Dolor de cuerpo:** Los dolores corporales intensos y los dolores musculares son comunes con la gripe.

- **Fatiga:** La fatiga profunda y la debilidad son síntomas de la gripe.

- **Dolor de cabeza:** Los dolores de cabeza intensos suelen estar asociados con la gripe.

- **Tos seca:** Una tos seca y persistente es común con la gripe.

- **Escalofríos y sudores:** Los escalofríos seguidos de sudores son síntomas de la gripe.

Causas del resfriado y la gripe

- **Frío:** El resfriado común es causado por diferentes virus, siendo los rinovirus los culpables más comunes.

- **Gripe:** Los virus de la influenza causan la gripe, y diferentes cepas provocan brotes estacionales.

Efectos del resfriado y la gripe:

- **Malestar:** Tanto el resfriado como la gripe pueden causar malestar e interrumpir las actividades diarias.

- **Inmunidad deteriorada:**Las infecciones por resfriado y gripe pueden debilitar temporalmente el sistema inmunológico.

- **Complicaciones:** La gripe puede provocar complicaciones graves, especialmente en poblaciones vulnerables.

Tratamiento y manejo del resfriado y la gripe.

1. Descanso: El descanso permite que el cuerpo se recupere y combata la infección.

2. Hidratación: Beber líquidos ayuda a prevenir la deshidratación y favorece la recuperación.

3. Medicamentos de venta libre: Los analgésicos, antifebriles y descongestionantes pueden aliviar los síntomas.

4. Medicamentos antivirales recetados: Para la gripe, se pueden recetar medicamentos antivirales en casos graves o para personas de alto riesgo.

Remedios caseros para el resfriado y la gripe

1. Inhalación de vapor: La inhalación de vapor de un recipiente con agua caliente puede aliviar la congestión nasal.

2. Hacer gárgaras con agua salada: Hacer gárgaras con agua tibia con sal puede aliviar el dolor de garganta.

3. Líquidos calientes: Los líquidos calientes como el té o el caldo pueden brindar comodidad e hidratación.

Medidas preventivas del resfriado y la gripe

1. Higiene de manos: Lavarse las manos con frecuencia ayuda a prevenir la propagación de gérmenes.

2. Vacunación: Se recomienda la vacunación anual contra la gripe para prevenir infecciones por gripe.

3. Evite el contacto cercano: Evite el contacto cercano con personas enfermas para prevenir la transmisión.

4. Quédese en casa: Si está enfermo, quedarse en casa previene la propagación de la enfermedad a otros.

Cuándo buscar atención médica

- Resfriado: Si los síntomas del resfriado empeoran o persisten durante más de una semana, especialmente si va acompañado de fiebre alta o fatiga intensa.

- Gripe: busque atención médica ante síntomas graves de gripe, especialmente en personas de alto riesgo (niños pequeños, ancianos, mujeres embarazadas, personas con enfermedades crónicas).

En conclusión, comprender las diferencias entre los síntomas del resfriado y la gripe puede ayudar a las personas a gestionar mejor su salud. Si bien la mayoría de los casos se pueden controlar con reposo, hidratación y remedios de venta libre, buscar atención médica es importante para síntomas graves o personas de alto riesgo. Las medidas preventivas como la vacunación y las buenas prácticas de higiene desempeñan un papel crucial a la hora de reducir el riesgo de infecciones por resfriado y gripe.

Alergias

Descripción general de las alergias

Las alergias son respuestas inmunológicas a sustancias químicas que de otro modo serían inocuas.

Cuando el sistema inmunológico reacciona a estas sustancias, conocidas como alérgenos, desencadena una variedad de síntomas. Las alergias pueden afectar varios sistemas del cuerpo y pueden variar desde molestias leves hasta reacciones graves que requieren atención médica inmediata. Comprender los diferentes tipos de alergias, sus causas y estrategias de manejo efectivas es importante para las personas que padecen alergias.

Tipos de alergias:

1. Alergias estacionales (fiebre del heno): Provocado por el polen en el aire de árboles, pastos y malezas. Estornudos, secreción nasal, picazón en los ojos y congestión son algunos de los síntomas.

2. Alergias alimentarias: Reacciones a alimentos específicos como nueces, huevos, lácteos, mariscos o gluten. Los síntomas pueden variar desde urticaria leve hasta anafilaxia grave.

3. Alergias a picaduras de insectos: Reacciones a picaduras de insectos de abejas, avispas u hormigas. Puede variar desde hinchazón localizada hasta reacciones potencialmente mortales.

4. Alergias a medicamentos: Reacciones adversas a los medicamentos, que van desde erupciones leves hasta anafilaxia grave.

5. Alergias a las mascotas: Reacciones a las proteínas que se encuentran en la caspa, la saliva o la orina de las mascotas. Puede provocar rinitis alérgica o síntomas de asma.

Causas de las alergias:

- **Predisposición genética:** Tener alergias en la familia aumenta la probabilidad de contraer alergias.

- **Exposición ambiental:** La exposición prolongada a alérgenos como el polen, el moho o la caspa de las mascotas puede desencadenar alergias.

- **Sensibilidad del sistema inmunológico:** El sistema inmunológico de las personas con alergias reacciona a los alérgenos como si fueran invasores dañinos.

Síntomas de alergias:

- **Estornudos:** Estornudos frecuentes, especialmente en respuesta a desencadenantes específicos.

- **Secreción o congestión nasal:** Congestión nasal, secreción nasal o goteo posnasal.

- **Ojos llorosos o con picazón:** Ojos enrojecidos, con picazón o llorosos, a menudo acompañados de irritación ocular.

- **Reacciones de la piel:** Urticaria, eccema u otras erupciones cutáneas provocadas por la exposición a alérgenos.

Efectos de las alergias:

- **Malestar:**Las alergias pueden causar malestar físico e interrumpir las actividades diarias.

- **Calidad de vida reducida:** Las alergias crónicas pueden afectar el bienestar general y la calidad de vida.

- **Complicaciones:** Las alergias graves pueden provocar reacciones anafilácticas, que son emergencias potencialmente mortales.

Tratamiento y Manejo de las alergias.

1. Evitación de alérgenos: Identificar y evitar los alérgenos es la principal medida preventiva.

2. Medicamentos: Los antihistamínicos, descongestionantes y corticosteroides nasales de venta libre o recetados pueden aliviar los síntomas.

3. Inmunoterapia con alérgenos: Las inyecciones antialérgicas o las tabletas sublinguales desensibilizan gradualmente el sistema inmunológico a los alérgenos.

Medidas preventivas de las alergias.

1. Control Ambiental: Minimice la exposición a los alérgenos utilizando purificadores de aire, manteniendo las ventanas cerradas durante las temporadas altas de polen y limpiando periódicamente los espacios habitables.

2. Lectura de las etiquetas de los alimentos: Consulte las etiquetas de los alimentos para obtener información sobre alérgenos y evite consumir alimentos desencadenantes.

3. Estrategias de evitación: Tome precauciones si es alérgico a las picaduras de insectos, como usar ropa protectora al aire libre.

Acupresión para aliviar las alergias:

La acupresión puede complementar los tratamientos convencionales para las alergias al promover la relajación, mejorar la circulación y apoyar el sistema inmunológico. A continuación se muestran algunos puntos de acupuntura que se pueden utilizar:

1. LI4 (Hegu): Ubicado entre el pulgar y el índice, LI4 puede ayudar a aliviar los síntomas de alergia y apoyar la función inmune.

2. LI11 (Quchi): Situado en el codo, LI11 puede ayudar a reducir los síntomas de alergia y promover el bienestar general.

3.Yintang: Yintang, que se encuentra entre las cejas, puede ayudar a aliviar la congestión de los senos nasales y promover la relajación.

Técnica de acupresión para las alergias.

1. Busque un lugar tranquilo y cómodo para sentarse o acostarse.

2. Cierra los ojos y respira profundamente unas cuantas veces para relajarte.

3. Aplique presión suavemente al punto de acupuntura elegido con el pulgar,

el índice o el dedo medio.

4. Comience a masajear el punto de acupuntura con un movimiento circular. Aplique una presión constante y firme sin causar dolor.

5. Respire profundamente mientras continúa masajeando el punto durante aproximadamente 1 o 2 minutos.

6. Libere la presión gradualmente y tómese un momento para notar cualquier cambio en cómo se siente.

7. Si es necesario, repita la técnica de acupresión en varios puntos o con la frecuencia que desee.

Si bien la acupresión puede aliviar los síntomas de las alergias, es importante abordar las causas subyacentes y consultar a un profesional de la salud si las alergias son graves, persistentes o afectan su vida diaria. Un enfoque integral que combine hábitos de vida saludables, orientación médica e intervenciones adecuadas puede contribuir a mejorar el manejo de las alergias y el bienestar general.

Indigestión

Indigestión: descripción general

La indigestión, también conocida como dispepsia, es un problema digestivo común caracterizado por malestar o dolor en la parte superior del abdomen. Puede manifestarse como una variedad de síntomas relacionados con el proceso digestivo y sus causas pueden variar. Comprender los factores que contribuyen a la indigestión, así como las estrategias de manejo efectivas, es importante para quienes experimentan esta afección.

Causas de la indigestión:

- **Factores dietéticos:** El consumo de comidas copiosas, grasosas, picantes o grasosas puede provocar indigestión.

- **Hábitos gastronómicos:** La indigestión puede agravarse si se come demasiado rápido, en exceso o tarde en la noche.

- **Irritantes Gástricos:** El café, el alcohol, las bebidas carbonatadas y los alimentos ácidos pueden irritar el revestimiento del estómago.

- **Estrés y Ansiedad:** La indigestión puede ser causada por estrés emocional y ansiedad.

Síntomas de indigestión:

- **Malestar abdominal superior:** Sensación de plenitud, ardor o malestar en la parte superior del abdomen.

- **Hinchazón:** Sensación de distensión o plenitud abdominal.

- Náuseas: Náuseas o sensación de querer vomitar.

- **Eructos y gases:** Eructos frecuentes o expulsión de gases.

- **Sabor ácido:** Sabor ácido o amargo en la boca.

Efectos de la indigestión:

- **Malestar:** La indigestión puede causar molestias que afectan las actividades diarias.

- **Reducción del apetito:** La indigestión persistente puede provocar una reducción del deseo de comer.

- **Alteración del sueño:** La indigestión nocturna puede alterar la calidad del sueño.

Tratamiento y manejo de la indigestión.

1. Modificaciones dietéticas: Adoptar una dieta equilibrada con comidas más pequeñas y más frecuentes puede aliviar la indigestión.

2. Evite los alimentos desencadenantes: Identifique y evite los alimentos que desencadenan síntomas de indigestión.

3. Cambios en el estilo de vida: Practicar técnicas de reducción del estrés, hacer ejercicio regularmente y mantener un peso saludable puede ayudar a controlar la indigestión.

4. Medicamentos: Los antiácidos, bloqueadores de ácido y medicamentos recetados de venta libre pueden aliviar los síntomas.

Remedios caseros para la indigestión

1. Jengibre: El té de jengibre o los suplementos de jengibre pueden ayudar a calmar el sistema digestivo.

2. Menta: El té de menta o las cápsulas de aceite de menta pueden ayudar a la digestión.

3. manzanilla: El té de manzanilla tiene propiedades antiinflamatorias que pueden aliviar la indigestión.

Medidas preventivas de la indigestión

1. Alimentación consciente: Coma despacio, mastique bien y saboree cada bocado.

2. Control de porciones: Evite comer en exceso y opte por porciones más pequeñas.

3. Hidratación: Manténgase hidratado, pero evite la ingesta excesiva de líquidos durante las comidas.

4. Manejo del estrés: Participar en técnicas de relajación para reducir la indigestión relacionada con el estrés.

Acupresión para aliviar la indigestión

La acupresión puede complementar los tratamientos convencionales para la indigestión al promover la relajación, mejorar la circulación y apoyar la función digestiva. A continuación se muestran algunos puntos de acupuntura que se pueden utilizar:

1. PC6 (Neiguan): Ubicado en la parte interna del antebrazo, PC6 puede ayudar a aliviar la indigestión, las náuseas y promover la relajación.

2. CV12 (Zhongwan): El CV12, que se encuentra en la parte superior del abdomen, puede aliviar la indigestión y favorecer la salud digestiva.

3. ST36 (Zusanli): Situado en la parte inferior de la pierna, ST36 puede ayudar a mejorar la digestión y aliviar los síntomas de indigestión.

Técnica de acupresión para la indigestión

1. Busque un lugar tranquilo y cómodo para sentarse o acostarse.

2. Cierra los ojos y respira profundamente unas cuantas veces para relajarte.

3. Aplique presión suavemente al punto de acupuntura elegido con el pulgar, el índice o el dedo medio.

4. Comience a masajear el punto de acupuntura con un movimiento circular. Aplique una presión constante y firme sin causar dolor.

5. Respire profundamente mientras continúa masajeando el punto durante aproximadamente 1 o 2 minutos.

6. Libere la presión gradualmente y tómese un momento para notar cualquier cambio en cómo se siente.

7. Si es necesario, repita la técnica de acupresión en varios puntos o con la frecuencia que desee.

Si bien la acupresión puede aliviar los síntomas de la indigestión, es importante consultar a un profesional de la salud si la indigestión es persistente, grave o afecta su vida diaria. Un enfoque integral que combine hábitos alimentarios saludables, orientación médica e intervenciones adecuadas puede contribuir a mejorar la salud digestiva y el bienestar general.

Ansiedad

Ansiedad: descripción general

La ansiedad es una respuesta emocional normal al estrés, pero cuando se vuelve excesiva, puede interferir con la vida diaria. Es importante distinguir entre ansiedad ocasional y trastornos de ansiedad, que se caracterizan por sentimientos persistentes y abrumadores de miedo y preocupación. Comprender los diferentes tipos de ansiedad, sus causas y estrategias de manejo efectivas es esencial para quienes enfrentan la ansiedad.

Tipos de trastornos de ansiedad:

1. Trastorno de Ansiedad Generalizada (TAG): Implica una preocupación crónica y excesiva por diversos aspectos de la vida.

2. Trastorno de pánico: Se caracteriza por episodios repentinos e intensos de miedo conocidos como ataques de pánico.

3. Trastorno de ansiedad social: Implica un miedo intenso a las situaciones sociales y al escrutinio de los demás.

4. Fobias específicas: Implica un miedo irracional a objetos o situaciones específicas.

5. Trastorno obsesivo-compulsivo (TOC): Implica pensamientos intrusivos (obsesiones) y conductas repetitivas (compulsiones).

6. Trastorno de estrés postraumático (TEPT): Se desarrolla después de la exposición a eventos traumáticos, provocando flashbacks, pesadillas y evitación.

Causas de la ansiedad

- Factores genéticos: antecedentes familiares de ansiedad pueden aumentar el riesgo.

- Química cerebral: Los desequilibrios en neurotransmisores como la serotonina y la dopamina pueden contribuir.

- Acontecimientos vitales estresantes: las experiencias traumáticas, los cambios importantes en la vida o el estrés crónico pueden desencadenar ansiedad.

Síntomas de ansiedad

- Preocupación excesiva: Preocupación persistente e incontrolable por diversos aspectos de la vida.

- Inquietud: sensación de nerviosismo, inquietud o incapacidad para relajarse.

- Síntomas físicos: tensión muscular, temblores, aumento del ritmo cardíaco y dificultad para respirar.

- Irritabilidad: Irritarse fácilmente o tener mal genio.

Efectos de la ansiedad

- **Funcionamiento diario deteriorado:** La ansiedad puede interferir con el trabajo, las relaciones y las actividades diarias.

- **Salud física:** La ansiedad crónica puede contribuir a problemas de salud física, como problemas digestivos y función inmune debilitada.

- **Salud mental:** La ansiedad no tratada puede provocar depresión y otros problemas de salud mental.

Tratamiento y manejo de la ansiedad.

1. Terapia: La terapia cognitivo-conductual (TCC), la terapia de exposición y la terapia basada en la atención plena pueden ser eficaces.

2. Medicamentos: Se pueden recetar antidepresivos, ansiolíticos y betabloqueantes.

3. Cambios en el estilo de vida: El ejercicio regular, una dieta saludable, un sueño adecuado y técnicas de reducción del estrés pueden ayudar a controlar la ansiedad.

Estrategias de afrontamiento de la ansiedad

1. Atención plena y meditación: Practicar la atención plena y la meditación puede ayudar a reducir la ansiedad.

2. Ejercicios de respiración: Las técnicas de respiración profunda pueden promover la relajación y reducir la ansiedad.

3. Relajación muscular progresiva: Tensar y relajar los músculos puede aliviar la tensión física causada por la ansiedad.

Acupresión para aliviar la ansiedad:

La acupresión puede complementar los tratamientos convencionales para la ansiedad al promover la relajación, reducir la tensión y apoyar el equilibrio emocional. A continuación se muestran algunos puntos de acupuntura que se pueden utilizar:

1. HT7 (Shenmen): Ubicado en la muñeca, HT7 puede ayudar a aliviar la ansiedad y promover el bienestar emocional.

2. PC6 (Neiguan): Situado en la parte interna del antebrazo, PC6 puede ayudar a reducir la ansiedad, el estrés y promover la relajación.

3. Yintang: Se encuentra entre las cejas y puede ayudar a calmar la mente y aliviar la ansiedad.

Técnica de acupresión para la ansiedad

1. Busque un lugar tranquilo y cómodo para sentarse o acostarse.

2. Cierra los ojos y respira profundamente unas cuantas veces para relajarte.

3. Aplique presión suavemente al punto de acupuntura elegido con el pulgar,

el índice o el dedo medio.

4. Comience a masajear el punto de acupuntura con un movimiento circular. Aplique una presión constante y firme sin causar dolor.

5. Respire profundamente mientras continúa masajeando el punto durante aproximadamente 1 o 2 minutos.

6. Libere la presión gradualmente y tómese un momento para notar cualquier cambio en cómo se siente.

7. Si es necesario, repita la técnica de acupresión en varios puntos o con la frecuencia que desee.

Si bien la acupresión puede aliviar los síntomas de ansiedad, es importante consultar a un profesional de la salud mental si la ansiedad es persistente, grave o afecta su vida diaria. Un enfoque integral que combine intervenciones terapéuticas, prácticas de autocuidado e intervenciones apropiadas puede contribuir a mejorar el bienestar emocional y la calidad de vida en general.

Hipertensión

Presión arterial alta: descripción general

La presión arterial alta, a menudo conocida como hipertensión, es una enfermedad médica frecuente en la que la fuerza de la sangre en las paredes de las arterias es constantemente demasiado grande. Esta afección puede provocar problemas de salud graves con el tiempo, incluido un mayor riesgo de enfermedades cardíacas y accidentes cerebrovasculares. y problemas renales. Comprender las causas, los factores de riesgo y las estrategias de manejo de la presión arterial alta es fundamental para mantener una buena salud.

Causas y factores de riesgo de la presión arterial alta

- **Hipertensión Primaria:** Este es el tipo más común de presión arterial alta, cuya causa exacta no se conoce, pero probablemente implica una combinación de factores genéticos y de estilo de vida.

- **Hipertensión Secundaria:** Causado por una condición de salud subyacente, como enfermedad renal, trastornos hormonales o efectos secundarios de medicamentos.

Factores de riesgo:

Edad: el riesgo de hipertensión aumenta con la edad.

- Historia familiar: La hipertensión en la familia puede aumentar el riesgo.

La obesidad es un factor de riesgo sustancial.

- **Estilo de vida sedentario:**La falta de actividad física puede contribuir a la hipertensión.

- **Dieta no saludable:** El alto consumo de sodio, grasas saturadas y un bajo consumo de frutas y verduras pueden contribuir.

- **Alcohol y tabaco:** El consumo excesivo de alcohol y tabaco puede elevar la presión arterial.

- **Estrés:** La presión arterial alta puede verse exacerbada por el estrés crónico.

Síntomas y consecuencias de la presión arterial alta:

- **Estado silencioso:** A la presión arterial alta a veces se la conoce como el "asesino silencioso" porque generalmente no causa síntomas.

- **Daño a órganos:** Con el tiempo, la presión arterial alta puede dañar los vasos sanguíneos, el corazón, los riñones y otros órganos.

- **Cardiopatía:** La hipertensión es un factor de riesgo importante de ataques cardíacos, insuficiencia cardíaca y otras afecciones relacionadas con el corazón.

- **Ataque:** La presión arterial alta aumenta el riesgo de sufrir un derrame cerebral al dañar los vasos sanguíneos del cerebro.

- **Daño en el riñón:** La presión arterial alta crónica puede provocar daño renal y enfermedad renal.

Diagnóstico y seguimiento de la presión arterial alta.

- **Medición de la presión arterial:** La presión arterial se mide utilizando dos números: sistólica (número superior) y diastólica (número inferior).

- **Rango normal:** La presión arterial normal suele rondar los 120/80 mm Hg.

- **Hipertensión:** La presión arterial alta se define como una lectura constante de 130/80 mm Hg o más.

Tratamiento y manejo de la presión arterial alta.

1. Cambios en el estilo de vida: Las modificaciones en el estilo de vida desempeñan un papel importante en el control de la presión arterial alta.

- Dieta: Adoptar una dieta equilibrada rica en frutas, verduras, cereales integrales, proteínas magras y baja en sodio, grasas saturadas y azúcares añadidos.

- Ejercicio: realice actividad física con regularidad, con el objetivo de realizar al menos 150 minutos de ejercicio de intensidad moderada por semana.

- Control de peso: Mantenga un peso saludable mediante una combinación de dieta y ejercicio.

- Limitar el alcohol y el tabaco: reducir el consumo de alcohol y evitar los productos del tabaco.

- Reducción del estrés: participe en técnicas para aliviar el estrés como meditación, respiración profunda y yoga.

2. Medicamentos: Si los cambios en el estilo de vida no son suficientes, los médicos pueden recetar medicamentos para ayudar a reducir la presión arterial. Las clases comunes de medicamentos incluyen diuréticos, betabloqueantes, inhibidores de la ECA y bloqueadores de los canales de calcio.

Medidas preventivas para la presión arterial alta

- **Revisiones regulares:** Los chequeos médicos periódicos ayudan a controlar la presión arterial y la salud en general.

- **Estilo de vida saludable:** Adopte un estilo de vida saludable desde pequeño para prevenir el desarrollo de hipertensión arterial.

- **Conciencia de la presión arterial:** Esté atento a las lecturas de su presión arterial y tome medidas para controlarla.

- Limitar la ingesta de sodio: reducir el consumo de sal y elegir opciones de alimentos bajos en sodio.

Acupresión para el control de la presión arterial alta

La acupresión puede complementar los tratamientos convencionales para la presión arterial alta al promover la relajación, mejorar la circulación y reducir el estrés. A continuación se muestran algunos puntos de acupuntura que se pueden utilizar:

1. **LI4 (Hegu):** Ubicado entre el pulgar y el índice, LI4 puede ayudar a aliviar el estrés y promover la relajación.

2. **PC6 (Neiguan):** Situado en la parte interna del antebrazo, PC6 puede ayudar a reducir el estrés, promover la calma y mejorar la circulación.

3. **KD3 (Taixi):** KD3, que se encuentra en la parte interna del tobillo, puede favorecer la salud de los riñones y el bienestar general.

Técnica de acupresión para la presión arterial alta

1. Busque un lugar tranquilo y cómodo para sentarse o acostarse.

2. Cierra los ojos y respira profundamente unas cuantas veces para relajarte.

3. Aplique presión suavemente al punto de acupuntura elegido con el pulgar, el índice o el dedo medio.

4. Comience a masajear el punto de acupuntura con un movimiento circular. Aplique una presión constante y firme sin causar dolor.

5. Respire profundamente mientras continúa masajeando el punto durante aproximadamente 1 o 2 minutos.

6. Libere la presión gradualmente y tómese un momento para notar cualquier cambio en cómo se siente.

7. Si es necesario, repita la técnica de acupresión en varios puntos o con la frecuencia que desee.

Es importante tener en cuenta que, si bien la acupresión puede proporcionar relajación y promover el bienestar, no sustituye al tratamiento médico. Si tiene presión arterial alta o le preocupa su salud, consulte a un profesional de la salud para un diagnóstico y tratamiento adecuados. Combinar cambios saludables en el estilo de vida, orientación médica e intervenciones adecuadas puede contribuir a controlar eficazmente la presión arterial alta y reducir los riesgos para la salud asociados.

Tensión en el hombro

Tensión del hombro: descripción general

La tensión en los hombros se refiere a opresión, malestar o dolor en los músculos y tejidos blandos alrededor de los hombros. Puede variar desde una molestia leve hasta un dolor más intenso que puede limitar la movilidad e impactar las actividades diarias. Comprender las causas, los síntomas y las estrategias efectivas de manejo de la tensión del hombro es importante para las personas que experimentan este problema.

Causas de la tensión del hombro:

- **Postura pobre:** Encorvarse o encorvarse puede tensar los músculos de la parte superior de la espalda y los hombros.

- **Movimientos repetitivos:** Las actividades que implican movimientos repetitivos de los hombros, como escribir o levantar objetos, pueden provocar tensión.

- **Estrés y Ansiedad:** El estrés emocional puede provocar tensión muscular y rigidez en los hombros.

- **Desequilibrio muscular:** La debilidad o el desequilibrio en los músculos que sostienen los hombros pueden contribuir.

Síntomas de tensión en el hombro:

- **Tensión muscular**: Sensación de tirantez, rigidez o restricción en los músculos del hombro.

- Dolor: Dolor sordo y doloroso en los hombros o la parte superior de la espalda.

- Rango de movimiento limitado: Dificultad para mover libremente los hombros y los brazos.

- Dolores de cabeza: la tensión en los hombros puede contribuir a los dolores de cabeza tensionales.

Efectos de la tensión del hombro

- **Malestar:** La tensión en los hombros puede causar molestias que afectan las actividades diarias y la calidad de vida.

- **Movilidad reducida:** La tensión puede limitar el movimiento del hombro y el rango de movimiento.

- **Dolores de cabeza:** La tensión en los hombros puede contribuir a los dolores de cabeza tensionales.

- **Estrés y Ansiedad:** La tensión en los hombros puede contribuir a los niveles generales de estrés y ansiedad.

Tratamiento y manejo de la tensión del hombro.

1. Estiramiento y ejercicio: Los estiramientos suaves de hombros y los ejercicios de fortalecimiento pueden ayudar a aliviar la tensión y mejorar la flexibilidad.

2. Terapia de masaje: Las técnicas profesionales de masaje o automasaje pueden ayudar a liberar la tensión muscular.

3. Terapia de calor o frío: Aplicar compresas frías o calientes en los hombros puede ayudar a relajar los músculos y reducir la tensión.

4. Corrección de postura: Mejorar la postura durante las actividades diarias puede prevenir y aliviar la tensión del hombro.

Medidas preventivas para la tensión del hombro.

1. Espacio de trabajo ergonómico: Configure una computadora y un espacio de trabajo que admita la alineación adecuada de hombros y cuello.

2. Descansos regulares: Tome descansos durante actividades prolongadas para estirar y relajar los hombros.

3. Manejo del estrés: Participe en técnicas de reducción del estrés como respiración profunda, meditación y yoga.

Técnicas de autocuidado para la tensión del hombro

1. Estiramientos de hombros: Realice estiramientos dirigidos a los músculos de los hombros y mejoren la flexibilidad.

2. Rollos de hombros: Gire suavemente los hombros hacia adelante y hacia atrás para liberar la tensión.

3. Encogimiento de hombros: Levante y baje los hombros con un movimiento de encogimiento para aliviar la tensión.

4. Masaje de cuello y hombros: Utilice los dedos o una bola de masaje para aplicar una presión suave en las zonas tensas.

Acupresión para aliviar la tensión del hombro:

La acupresión puede complementar los tratamientos convencionales para la tensión del hombro al promover la relajación, mejorar la circulación y reducir la tensión muscular. A continuación se muestran algunos puntos de acupuntura que se pueden utilizar:

1. GB21 (Jianjing): Ubicado en la parte superior de los hombros, GB21 puede ayudar a aliviar la tensión del hombro y promover la relajación.

2. LI4 (Hegu): Ubicado entre el pulgar y el índice, LI4 puede ayudar a aliviar la tensión en los hombros.

3.GB20 (Fengchi): Situado en la parte posterior del cuello, GB20 puede ayudar a liberar la tensión del hombro y reducir los dolores de cabeza.

Técnica de acupresión para la tensión del hombro.

1. Encuentre un espacio tranquilo y cómodo para sentarse o pararse.

2. Cierra los ojos y respira profundamente unas cuantas veces para relajarte.

3. Aplique presión suavemente al punto de acupuntura elegido con el pulgar, el índice o el dedo medio.

4. Comience a masajear el punto de acupuntura con un movimiento circular. Aplique una presión constante y firme sin causar dolor.

5. Respire profundamente mientras continúa masajeando el punto durante aproximadamente 1 o 2 minutos.

6. Libere la presión gradualmente y tómese un momento para notar cualquier cambio en cómo se siente.

7. Si es necesario, repita la técnica de acupresión en varios puntos o con la frecuencia que desee.

Si bien la acupresión puede aliviar los síntomas de la tensión del hombro, es importante abordar las causas subyacentes y consultar a un profesional de la salud si la tensión es persistente, grave o afecta su vida diaria. Combinar hábitos de vida saludables, prácticas de cuidado personal e intervenciones adecuadas puede contribuir a mejorar la comodidad del hombro y el bienestar general.

Migraña

Migraña: descripción general

Una migraña es un trastorno neurológico caracterizado por dolores de cabeza intensos y recurrentes, a menudo acompañados de otros síntomas. Las migrañas pueden afectar significativamente la vida diaria, causando dolor, malestar y, en ocasiones, provocando discapacidad durante un ataque. Comprender los diferentes aspectos de las migrañas, incluidas sus causas y estrategias de manejo efectivas, es crucial para quienes experimentan esta afección.

Tipos de migrañas:

1. Migraña Sin Aura (Migraña Común): El tipo más común, caracterizado por dolores de cabeza de moderados a intensos sin signos de advertencia distintos.

2. Migraña con aura: Implica alteraciones visuales o sensoriales (aura) antes o durante la fase de dolor de cabeza.

3. Migraña crónica: Ocurre 15 o más días al mes durante al menos tres meses, con al menos ocho días de migrañas.

Causas de las migrañas

- **Predisposición genética:** Los antecedentes familiares de migrañas aumentan el riesgo.

- **Desequilibrios químicos cerebrales:** Los cambios en los niveles de neurotransmisores, particularmente la serotonina, pueden contribuir.

- **Desencadenantes:** Ciertos factores, como el estrés, las hormonas, la dieta y los factores ambientales, pueden desencadenar migrañas.

Síntomas de las migrañas:

- **Dolor de cabeza intenso:** Dolor punzante de moderado a intenso, generalmente en un lado de la cabeza.

- **Aura:**Alteraciones visuales, cambios sensoriales u otros síntomas neurológicos antes o durante el dolor de cabeza.

- **Náuseas y vómitos:** Las náuseas y los vómitos son síntomas comunes de la migraña.

- **Sensibilidad:** Mayor sensibilidad a la luz, el sonido o el olfato.

Efectos de las migrañas:

- **Discapacidad:** Las migrañas pueden provocar una discapacidad temporal durante un ataque.

- **Productividad reducida:** Las migrañas frecuentes pueden afectar el trabajo y las actividades diarias.

- **Impacto en la Calidad de Vida:** Las migrañas pueden reducir la calidad de vida y el bienestar general.

Tratamiento y manejo de la migraña.

1. Medicamentos para aliviar el dolor: Los analgésicos de venta libre y los medicamentos recetados pueden brindar alivio.

2. Triptanos: Estos medicamentos se dirigen específicamente a los síntomas de la migraña y pueden ayudar a aliviar el dolor.

3. Medicamentos Preventivos: Para las migrañas crónicas, se pueden recetar medicamentos preventivos para reducir la frecuencia y la gravedad.

Medidas preventivas de la migraña

1. Identificar los desencadenantes: Reconozca y evite desencadenantes como el estrés, ciertos alimentos, cambios hormonales y falta de sueño.

2. Manejo del estrés: Participar en técnicas de relajación, ejercicio y estrategias de reducción del estrés.

3. Patrones regulares de sueño: Mantenga un horario de sueño constante para prevenir los desencadenantes relacionados con el sueño.

Acupresión para aliviar la migraña:

La acupresión puede complementar los tratamientos convencionales para las migrañas al promover la relajación, mejorar la circulación y reducir el dolor.

A continuación se muestran algunos puntos de acupuntura que se pueden utilizar:

1. LI4 (Hegu): Ubicado entre el pulgar y el índice, LI4 puede ayudar a aliviar el dolor de cabeza y promover la relajación.

2.GB20 (Fengchi): Situado en la base del cráneo, GB20 puede ayudar a aliviar la tensión y reducir los síntomas de la migraña.

3.Yintang: Yintang, que se encuentra entre las cejas, puede ayudar a aliviar los dolores de cabeza y promover la relajación.

Técnica de acupresión para la migraña

1. Busque un lugar tranquilo y cómodo para sentarse o acostarse.

2. Cierra los ojos y respira profundamente unas cuantas veces para relajarte.

3. Aplique presión suavemente al punto de acupuntura elegido con el pulgar, el índice o el dedo medio.

4. Comience a masajear el punto de acupuntura con un movimiento circular. Aplique una presión constante y firme sin causar dolor.

5. Respire profundamente mientras continúa masajeando el punto durante aproximadamente 1 o 2 minutos.

6. Libere la presión gradualmente y tómese un momento para notar cualquier cambio en cómo se siente.

7. Si es necesario, repita la técnica de acupresión en varios puntos o con la

frecuencia que desee.

Si bien la acupresión puede aliviar los síntomas de la migraña, es importante consultar a un profesional de la salud para un diagnóstico y tratamiento adecuados, especialmente si las migrañas son frecuentes o graves. Combinar cambios saludables en el estilo de vida, orientación médica e intervenciones adecuadas puede contribuir a un control eficaz de la migraña y a una mejor calidad de vida.

Calambres musculares

Calambres musculares: descripción general

Los calambres musculares son espasmos incontrolables de uno o más músculos. Pueden variar desde molestias leves hasta dolores intensos y pueden ocurrir en varias partes del cuerpo. Comprender las causas, las estrategias de prevención y el manejo eficaz de los calambres musculares es importante para las personas que experimentan este problema.

Causas de los calambres musculares

- **Deshidratación:** Un equilibrio insuficiente de líquidos y electrolitos puede provocar calambres musculares.

- **Fatiga muscular:** El uso excesivo o repetitivo de los músculos, especialmente durante el ejercicio, puede provocar calambres.

- **Deficiencias minerales:** La falta de minerales como potasio, magnesio y calcio puede contribuir.

- **Mala circulación sanguínea:** La reducción del flujo sanguíneo a los músculos puede provocar calambres.

Tipos de calambres musculares

1. Calambres del músculo esquelético: Afecta los músculos que puedes controlar voluntariamente, como los músculos de las piernas y los brazos.

2. Calambres en el músculo liso: Afecta a músculos involuntarios como los del tracto digestivo.

Factores de riesgo de calambres musculares:

- **Edad:** Los adultos mayores y los niños son más propensos a sufrir calambres musculares.

- **Ejercicio intenso:** Hacer ejercicio intenso o durante períodos prolongados puede provocar calambres.

- **El embarazo:** Los cambios hormonales y el aumento de peso pueden provocar calambres.

- **Condiciones médicas:** Condiciones como diabetes, trastornos nerviosos y enfermedades renales pueden aumentar el riesgo.

Síntomas y efectos de los calambres musculares

- **Dolor súbito:** Dolor agudo e intenso en el músculo afectado.

- **Contracciones visibles:** Los músculos se contraen o contraen visiblemente durante un calambre.

- **Malestar temporal:** Los calambres suelen desaparecer en unos pocos segundos o minutos.

Tratamiento y manejo de los calambres musculares.

1. **Estiramiento:** Estirar suavemente el músculo acalambrado puede proporcionar alivio.

2. **Masaje:** Masajear el área afectada puede ayudar a relajar el músculo.

3. **Aplicar Calor o Frío:** La aplicación de compresas frías o calientes puede aliviar las molestias de los calambres.

4. **Hidratación:** Garantizar el equilibrio adecuado de líquidos y electrolitos puede prevenir los calambres.

5. **Medicamentos:** En algunos casos, se pueden utilizar analgésicos o relajantes musculares de venta libre.

Medidas preventivas de los calambres musculares.

1. **Manténgase hidratado:** Beba líquidos adecuados, especialmente cuando haga ejercicio o en climas cálidos.

2. **Dieta equilibrada:** Consuma alimentos ricos en potasio, magnesio y calcio.

3. **Ejercicio gradual:** Aumente gradualmente la intensidad y duración del ejercicio para evitar el uso excesivo.

Técnicas de autocuidado para los calambres musculares

1. **Hidratación:** Beba agua con regularidad, especialmente durante la actividad física.

2. **Estiramiento:** Realice ejercicios de estiramiento regulares para prevenir la tensión muscular.

3. **Acondicionamiento muscular:** Participar en entrenamiento de fuerza para mejorar la función muscular.

4. **Calzado:** Use calzado apropiado con buen soporte para el arco.

Acupresión para aliviar los calambres musculares

La acupresión puede complementar los tratamientos convencionales para los calambres musculares al promover la relajación, mejorar la circulación y reducir la tensión muscular. A continuación se muestran algunos puntos de acupuntura que se pueden utilizar:

1.**GB34 (Yanglingquan):** Ubicado en la parte externa de la pierna, GB34 puede ayudar a aliviar los calambres musculares y promover la relajación.

2. **ST36 (Zusanli):** Situado en la parte inferior de la pierna, ST36 puede favorecer la salud muscular general y reducir los calambres.

3. **LV3 (Taichong):** LV3, que se encuentra en el pie, puede ayudar a aliviar la tensión y el malestar muscular.

Técnica de acupresión para calambres musculares.

1. Busque un lugar tranquilo y cómodo para sentarse o tumbarse

2. Cierra los ojos y respira profundamente unas cuantas veces para relajarte.

3. Aplique presión suavemente al punto de acupuntura elegido con el pulgar, el índice o el dedo medio.

4. Comience a masajear el punto de acupuntura con un movimiento circular. Aplique una presión constante y firme sin causar dolor.

5. Respire profundamente mientras continúa masajeando el punto durante aproximadamente 1 o 2 minutos.

6. Libere la presión gradualmente y tómese un momento para notar cualquier cambio en cómo se siente.

7. Si es necesario, repita la técnica de acupresión en varios puntos o con la frecuencia que desee.

Si bien la acupresión puede aliviar los síntomas de los calambres musculares, es importante consultar a un profesional de la salud si los calambres son persistentes, graves o afectan su vida diaria. Combinar hábitos de vida saludables, prácticas de cuidado personal e intervenciones adecuadas puede contribuir a mejorar el confort muscular y el bienestar general.

Tos y dolor de garganta

Tos y dolor de garganta: descripción general

La tos y el dolor de garganta son síntomas comunes que a menudo ocurren juntos y pueden ser causados por varios factores. Si bien pueden resultar incómodos y molestos, suelen ser temporales y pueden controlarse de forma eficaz. Comprender las causas subyacentes y explorar diferentes estrategias de manejo es importante para quienes experimentan estos síntomas.

Causas de la tos y el dolor de garganta

- **Infecciones:** Las infecciones virales (como el resfriado o la gripe) y las infecciones bacterianas (como la faringitis estreptocócica) pueden provocar tos y dolor de garganta.

- **Alergias:** Las reacciones alérgicas al polen, el polvo, la caspa de las mascotas u otros alérgenos pueden provocar tos e irritación de garganta.

- **Irritantes:** La exposición al humo, los contaminantes o el aire seco puede irritar la garganta y provocar tos.

- **Goteo postnasal:** El exceso de moco que gotea por la parte posterior de la garganta puede provocar tos y dolor.

Tipos de tos

1. Tos seca: Tos sin moco ni flema, a menudo causada por irritantes o infecciones virales.

2. Tos húmeda o productiva: Tos que produce moco o flema, que a menudo se observa con resfriados o infecciones respiratorias.

3. Tos persistente: Tos que dura más de 3 semanas y requiere atención médica.

Síntomas de tos y dolor de garganta

- **Tos:** La tos frecuente, seca o productiva, puede ser persistente.

- **Dolor de garganta:** Dolor, picazón o malestar en la garganta, especialmente al tragar.

- **Ronquera:** Cambios en el tono o la calidad de la voz.

Tratamiento y manejo de la tos y el dolor de garganta.

1. Descanso e Hidratación: Descanse lo suficiente y manténgase hidratado para apoyar la recuperación de su cuerpo.

2. Supresores de la tos: Los medicamentos para la tos de venta libre pueden brindar un alivio temporal.

3. Pastillas y aerosoles para la garganta: Estos pueden ayudar a aliviar el dolor de garganta y reducir la irritación.

4. Inhalación de vapor: Inhalar vapor de un recipiente con agua caliente puede aliviar las molestias en la garganta.

Medidas preventivas de tos y dolor de garganta.

1. Higiene: Lávese las manos con regularidad para prevenir la propagación de infecciones.

2. Evite los irritantes: Limite la exposición al humo, contaminantes y otros irritantes.

3. Manténgase hidratado: Beba muchos líquidos para mantener la garganta húmeda.

Técnicas de autocuidado para la tos y el dolor de garganta

1. Líquidos calientes: Beba tés, sopas y caldos calientes para calmar la garganta.

2. Miel y Limón: Mezcle miel y limón en agua tibia para calmar la irritación de garganta.

3. Hacer gárgaras: Haga gárgaras con agua tibia con sal para reducir las molestias en la garganta.

Acupresión para aliviar la tos y el dolor de garganta:

La acupresión puede complementar los tratamientos convencionales para la tos y el dolor de garganta al promover la relajación, mejorar la circulación y reducir las molestias. A continuación se muestran algunos puntos de acupuntura que se pueden utilizar:

1. LI4 (Hegu): Ubicado entre el pulgar y el índice, LI4 puede ayudar a aliviar el dolor de garganta y promover la relajación.

2. LU5 (Queso): LU5, que se encuentra en el antebrazo, puede ayudar a aliviar la tos y mejorar la función pulmonar.

3. LU10 (Yuji): Situado en la palma, LU10 puede favorecer la salud respiratoria y reducir las molestias en la garganta.

Técnica de acupresión para la tos y el dolor de garganta.

1. Busque un lugar tranquilo y cómodo para sentarse o acostarse.

2. Cierra los ojos y respira profundamente unas cuantas veces para relajarte.

3. Aplique presión suavemente al punto de acupuntura elegido con el pulgar, el índice o el dedo medio.

4. Comience a masajear el punto de acupuntura con un movimiento circular. Aplique una presión constante y firme sin causar dolor.

5. Respire profundamente mientras continúa masajeando el punto durante aproximadamente 1 o 2 minutos.

6. Libere la presión gradualmente y tómese un momento para notar cualquier cambio en cómo se siente.

7. Si es necesario, repita la técnica de acupresión en varios puntos o con la frecuencia que desee.

Si bien la acupresión puede aliviar los síntomas de la tos y el dolor de garganta, es importante consultar a un profesional de la salud si los síntomas son persistentes, graves o afectan su vida diaria. Combinar hábitos de vida saludables, prácticas de cuidado personal e intervenciones adecuadas puede contribuir a mejorar la comodidad de la garganta y el bienestar general.

Dolor en las articulaciones

Dolor en las articulaciones: descripción general

El dolor articular se refiere a malestar, dolor o inflamación en las áreas donde se unen dos o más huesos. Puede afectar a personas de todas las edades y su gravedad puede variar desde leve hasta debilitante. Comprender las causas, las estrategias de manejo y las formas de aliviar el dolor articular es esencial para quienes padecen esta afección.

Causas del dolor en las articulaciones

- **Artritis:** La causa más común incluye osteoartritis, artritis reumatoide y gota.

- **Lesión:** Los traumatismos, las fracturas, los esguinces y las torceduras pueden provocar dolor en las articulaciones.

- **Uso excesivo:** Los movimientos repetitivos o la tensión excesiva en las articulaciones pueden causar dolor.

- **Inflamación:** Las afecciones inflamatorias como el lupus o determinadas infecciones pueden provocar dolor en las articulaciones.

Tipos de dolor en las articulaciones:

1. **Osteoartritis:** Degeneración del cartílago articular, común en las articulaciones que soportan peso.

2. **Artritis reumatoide:** Trastorno autoinmune que causa inflamación y dolor en múltiples articulaciones.

3. **Gota:** Un tipo de artritis caracterizada por la acumulación de cristales de ácido úrico en las articulaciones.

Síntomas de dolor en las articulaciones:

- **Dolor:** La articulación lesionada puede experimentar un dolor sordo, doloroso o agudo.

- **Rigidez:** Una restricción en el rango de movimiento y dificultad para mover la articulación.

- **Hinchazón:** Hinchazón e inflamación que rodean la articulación.

Efectos del dolor articular

- **Movilidad reducida:** El dolor en las articulaciones puede limitar el movimiento e impactar las actividades diarias.

- **Calidad de vida:** El dolor articular crónico puede afectar la calidad de vida general.

- **El bienestar emocional:** El dolor en las articulaciones puede contribuir al estrés, la ansiedad y la depresión.

Tratamiento y manejo del dolor articular.

1. Medicamentos para aliviar el dolor: Los analgésicos y antiinflamatorios de venta libre pueden brindar alivio.

2. Medicamentos recetados: Se pueden recetar medicamentos más fuertes para el dolor o la inflamación intensos.

3. Fisioterapia: Ejercicios para mejorar la flexibilidad y fuerza de las articulaciones.

4. Inyecciones: Inyecciones de corticosteroides o ácido hialurónico para reducir la inflamación y el dolor.

Medidas preventivas del dolor articular.

1. Mantenga un peso saludable: El exceso de peso puede ejercer presión sobre las articulaciones y provocar dolor.

2. Proteger las articulaciones: Utilice técnicas adecuadas al levantar objetos o realizar tareas repetitivas.

3. Manténgase activo: El ejercicio regular de bajo impacto puede ayudar a fortalecer las articulaciones.

Técnicas de Autocuidado del dolor articular

1. Ejercicio: Realice ejercicios de bajo impacto como nadar, caminar o andar en bicicleta.

2. Cambios en la dieta: Consuma una dieta antiinflamatoria rica en frutas, verduras y ácidos grasos omega-3.

3. Terapia de frío y calor: Aplique compresas frías o calientes para reducir el dolor y la inflamación.

Acupresión para aliviar el dolor articular

La acupresión puede complementar los tratamientos convencionales para el dolor articular al promover la relajación, mejorar la circulación y reducir el dolor. A continuación se muestran algunos puntos de acupuntura que se pueden utilizar:

1. LI4 (Hegu): Ubicado entre el pulgar y el índice, LI4 puede ayudar a aliviar el dolor en las articulaciones y promover la relajación.

2.GB34 (Yanglingquan): Situado en la parte externa de la pierna, GB34 puede ayudar a reducir el dolor y las molestias en las articulaciones.

3.SP10 (Xuehai): SP10, que se encuentra en la parte interna del muslo, puede favorecer la salud general de las articulaciones.

Técnica de acupresión para aliviar el dolor.

1. Busque un lugar tranquilo y cómodo para sentarse o acostarse.

2. Cierra los ojos y respira profundamente unas cuantas veces para relajarte.

3. Aplique presión suavemente al punto de acupuntura elegido con el pulgar, el índice o el dedo medio.

4. Comience a masajear el punto de acupuntura con un movimiento circular. Aplique una presión constante y firme sin causar dolor.

5. Respire profundamente mientras continúa masajeando el punto durante aproximadamente 1 o 2 minutos.

6. Libere la presión gradualmente y tómese un momento para notar cualquier cambio en cómo se siente.

7. Si es necesario, repita la técnica de acupresión en varios puntos o con la frecuencia que desee.

Si bien la acupresión puede aliviar los síntomas del dolor en las articulaciones, es importante consultar a un profesional de la salud si el dolor es persistente, intenso o afecta su vida diaria. Combinar hábitos de vida saludables, prácticas de autocuidado e intervenciones adecuadas puede contribuir a mejorar la comodidad de las articulaciones y el bienestar general.

Herramientas y accesorios de acupresión

Las herramientas y accesorios de acupresión están diseñados para mejorar la práctica de la acupresión, haciéndola más fácil y eficaz. Van desde simples dispositivos portátiles hasta herramientas más especializadas que apuntan a puntos de acupuntura y áreas específicas del cuerpo. A continuación se muestran algunas herramientas y accesorios de acupresión de uso común:

1. Esteras de acupresión: Estas colchonetas están diseñadas con múltiples púas de plástico o espuma que estimulan los puntos de acupresión del cuerpo cuando te acuestas sobre ellas. Pueden ayudar a aliviar la tensión, mejorar la circulación y promover la relajación.

2. Bolas y rodillos de acupresión: Estas herramientas portátiles tienen superficies redondeadas o puntiagudas que puede utilizar para aplicar presión en puntos de acupuntura específicos. Son particularmente útiles para apuntar a áreas más pequeñas y difíciles de alcanzar, como las manos, los pies y el cuello.

3. Anillos de acupresión: Se trata de pequeños anillos de metal o plástico con puntos elevados que puedes enrollar a lo largo de tus dedos para estimular los puntos de acupresión en las manos. A menudo se utilizan para relajar las manos y los dedos.

4. Palos de acupresión: Se trata de herramientas de madera o metal con extremos redondeados o puntiagudos que se pueden utilizar para aplicar una presión suave o firme sobre los puntos de acupuntura. Permiten apuntar con mayor precisión a puntos específicos.

5. Dispositivos electrónicos de acupresión: Estos dispositivos que funcionan con baterías utilizan estimulación eléctrica para aplicar presión a los puntos de acupuntura. A menudo vienen con diferentes ajustes de intensidad y frecuencia.

6. Calzado de acupresión: Algunas sandalias y plantillas están diseñadas con puntos de acupresión que estimulan las plantas de los pies mientras camina. Estos se pueden utilizar para promover el bienestar general y la relajación.

7. Bandas y pulseras de acupresión: Estos accesorios portátiles tienen pequeños botones de acupresión que estimulan suavemente los puntos de acupresión de la muñeca. A menudo se utilizan para el mareo, las náuseas y la relajación.

8. Almohadas de acupresión: Estas almohadas tienen protuberancias o púas elevadas que proporcionan estimulación de acupresión en el cuello, la cabeza y los hombros. Pueden ayudar a aliviar la tensión y el malestar.

9. Semillas y tachuelas de terapia auricular: Estas pequeñas semillas o tachuelas se aplican en puntos específicos de la oreja para estimular los puntos de acupresión. Se pueden dejar colocados durante varios días para proporcionar una estimulación continua.

10. Guías y gráficos de instrucción: Si bien no son herramientas en el sentido tradicional, las guías y gráficos instructivos pueden ser increíblemente útiles para localizar puntos de acupuntura y aprender técnicas adecuadas de acupresión.

Cómo utilizar herramientas y accesorios de acupresión.

- Comience con una ligera presión y aumente progresivamente si se siente cómodo.

- Concéntrese en la respiración profunda y la relajación mientras aplica presión.

- Evite ejercer fuerza excesiva o generar dolor.

- Si tiene problemas de salud específicos, hable con un profesional de la salud.

Recuerde que si bien estas herramientas pueden mejorar su práctica de acupresión, no sustituyen el tratamiento médico. Si tiene dolor crónico, afecciones médicas o está embarazada, es recomendable consultar a un profesional de la salud antes de utilizar herramientas de acupresión o realizar cambios significativos en su rutina.

7

Conclusión

En conclusión, "Acupresión simplificada para principiantes" sirve como un recurso valioso para las personas que buscan aprovechar el poder de la acupresión para mejorar el bienestar y la vitalidad. A lo largo de las páginas de este libro, hemos explorado la intrincada red de vías energéticas, conocidas como meridianos, y cómo una suave presión aplicada a puntos de acupuntura específicos puede facilitar la curación, la relajación y el equilibrio dentro del cuerpo

Desde comprender los orígenes y principios de la acupresión hasta dominar diversas técnicas y métodos, esta guía ha proporcionado una hoja de ruta integral para que los lectores se embarquen en su viaje hacia el autocuidado y la salud integral. Al profundizar en los beneficios de la acupresión, el arte de localizar y estimular puntos de acupuntura, crear un ambiente armonioso y adoptar una postura y técnicas de respiración adecuadas, las personas pueden cultivar una conexión más profunda con sus propios cuerpos y desbloquear el potencial de autocuración.

Además, la exploración exhaustiva de dolencias comunes y sus soluciones de acupresión proporciona a los lectores herramientas prácticas para abordar una amplia gama de problemas de salud. Ya sea para combatir dolores de cabeza, estrés, insomnio u otras molestias, el conocimiento impartido en estas páginas permite a las personas hacerse cargo de su viaje de bienestar.

Al finalizar este viaje esclarecedor, recuerde que la acupresión no es solo una técnica, sino una forma de abrazar la sabiduría innata del cuerpo y fomentar un equilibrio armonioso entre los aspectos físicos, emocionales y mentales de la vida. Al incorporar la sabiduría compartida en este libro en las rutinas diarias, las personas tienen el potencial de experimentar transformaciones profundas en su salud y perspectiva en general.

Que los conocimientos adquiridos en "El arte de la acupresión: una guía completa" sirvan como guía, inspirando a cada lector a embarcarse en un camino de autodescubrimiento, autocuidado y bienestar holístico. A medida que continúe su viaje, que los principios de la acupresión se conviertan en una parte integral de su vida, llevándolo a un estado de profunda vitalidad, relajación y equilibrio. Recuerde, el poder de sanar está en su tacto, y el conocimiento contenido en estas páginas es su brújula para desbloquear el arte de la acupresión y abrazar una vida de bienestar y vitalidad.